中医经典注释丛书

《金匮要略方论》
注 释

汉·张仲景 / 撰

王海焱　王燕兵 / 注释

杨怡宁　李卓璇 / 协注

U0105285

全国百佳图书出版单位
中国中医药出版社
·北 京·

图书在版编目（CIP）数据

《金匮要略方论》注释 /（汉）张仲景撰；王海焱，
王燕兵注释 . -- 北京：中国中医药出版社，2024.5
（中医经典注释丛书）
ISBN 978-7-5132-8702-9

Ⅰ.①金… Ⅱ.①张… ②王… ③王… Ⅲ.①《金匮
要略方论》—注释 Ⅳ.① R222.32

中国国家版本馆 CIP 数据核字 (2024) 第 061526 号

中国中医药出版社出版
北京经济技术开发区科创十三街 31 号院二区 8 号楼
邮政编码　100176
传真　010-64405721
万卷书坊印刷（天津）有限公司印刷
各地新华书店经销

开本 880×1230　1/32　印张 6.25　字数 161 千字
2024 年 5 月第 1 版　2024 年 5 月第 1 次印刷
书号　ISBN 978 – 7 – 5132 – 8702 – 9

定价　36.00 元
网址　www.cptcm.com

服务热线　010-64405510
购书热线　010-89535836
维权打假　010-64405753

微信服务号　zgzyycbs
微商城网址　https://kdt.im/LIdUGr
官方微博　http://e.weibo.com/cptcm
天猫旗舰店网址　https://zgzyycbs.tmall.com

如有印装质量问题请与本社出版部联系（010-64405510）

出版说明

　　中医药学是中华民族原创的医学科学，是中华文明的杰出代表，数千年来为中华民族的繁衍昌盛作出了重要贡献。中医药学是具有中国特色的生命科学，它以独特的理论一直指导中医临床实践。目前，没有哪门科学技术像中医一样，仍然以中国古代哲学思想指导现实的临床应用。虽然经过探索，仍然没有找到现代意义上的科学方法能驾驭中医临床实践，仍需要以其固有理论指导其临床应用。因此，学习中医固有的思维方法显得十分重要。中医经典是中医学术体系和原创思维的重要载体，是中华民族防病治病经验的宝库，也是中医药传承创新发展的根基。实践证明，学习中医经典著作依然是学习中医的有效方法，也是提高中医疗效的重要途径。

　　"读经典，跟名师，多临床"，是学界公认的中医成才之路。明师难觅，临床经验需要积累，但书人人可读。中医治学的根基就是中医经典，经典永远是中医临床的理论指导，初学中医者读，具有临床经验者读，国医名师、国医大师依然在读，不同层次的阅读者对经典领悟的程度不同，但都从经典中汲取智慧。对经典，尤其是对经典原文的阅读，是培养中医思维的最好诠径，可使读者回归中医的本源，也可使读者对中医基本理论、基本知识的理解更加深刻，这就是阅读经典原文的意义。

　　为帮助读者更好地学习中医经典，我们出版了本套"中医经典注释丛书"，丛书包括《〈黄帝内经素问〉注释》《〈灵枢经〉注释》《〈伤寒论〉注释》《〈金匮要略方论〉注释》《〈神农本草经〉

注释》《〈针灸甲乙经〉注释》《〈脉经〉注释》《〈中藏经〉注释》八个分册。本套丛书约请中医经典研究领域的专家学者，选用较好版本为底本，校勘原文；在此基础上，对原文中难以理解的字词加以注释，消除阅读和理解障碍；根据书稿情况，按篇（章节）写出提要或篇（章节）解以助读。其体例厘定为篇（章节）解、原文、注释。

本次注释，用简体字横排，并进行现代标点，原书异体字、古字、俗写字径改为规范简体字（特殊情况予以保留），其目录根据正文重新整理编排。

本套丛书所选版本较好，注释简明，既可作为中医药爱好者学习中医经典的首选读物，也可作为广大中医药专业人员随时查阅的必备案头书。

中国中医药出版社

前　言

　　《金匮要略方论》是我国东汉著名医学家张仲景所著《伤寒杂病论》中的杂病部分，也是我国现存最早的一部论述诊治杂病的专书，被古今医家赞誉为方书之祖、医方之经，是治疗杂病的典范。"金匮"谓藏放古代帝王的圣训和实录之处，"要略"指重要的韬略，方论乃有方有论，以方言治，以论言理。《金匮要略方论》亦指该书是论述杂病证治要领极为珍贵的典籍。

　　《伤寒杂病论》成书后，因为包括战乱在内的多种原因，流落分散于世。西晋的王叔和收集各部分散落的书卷，并将原书的伤寒部分汇集，编成了现在的《伤寒论》，共十卷，但是并未见到原书的杂病部分。直到北宋时期，翰林学士王洙在馆阁的破旧书籍里发现了一部名叫《金匮玉函要略方》的书卷，此书卷即为《伤寒杂病论》的节略本。书卷分为上、中、下三卷，上卷为伤寒病，即后人整理的《伤寒论》，中卷为杂病，下卷记载了方剂及多种妇科病的治疗。北宋的校正医书局，在主要校正者林亿的带领下，校勘了《金匮要略》。在这一过程中，因为《伤寒论》已有比较完整的单行本，所以删去了上卷的伤寒部分，余下的中、下两卷，即杂病、妇人病和方剂部分汇集成《金匮要略方论》。其中，方剂部分分列在各个证之下，此书分为上、中、下三卷。自此，《金匮要略》基本定型，并由此演变出各种版本。后人将《金匮要略方论》简称为《金匮要略》或《金匮》。

　　北宋校正医书局校勘的《金匮要略方论》初刊在宋治平三年（1066），但原刊本已佚。南宋时期出现了一个版本名为书帕本，此书原书已佚，现存一明代无名氏的仿刻本，曾藏于日本聿修堂中，目前中国科学院国家科学图书馆亦存有一部。北京大学图书馆现有一种名为《新编金匮方论》的元代复刻本，卷首有"邓珍序"，作序时间为"至元庚辰"（1340），这是现存最早的一种《金匮要略》刊本。明代万历二十七年（1599），赵开美根据邓珍本重新刊刻了《金匮要略方论》，现称赵开美本，为国内学者公认较好的、现存较早的《金匮要略》传本。明嘉靖年间，俞桥氏刊《金匮要略方论》，现称俞桥本。明万历二十九年（1601），吴勉学校刊《古今医统正脉全书》时刊入《金匮玉函要略方论》（称《医统正脉》本）。《四部丛刊》第2次刊印便改用吴本，不再使用俞桥本。此外尚有明代无名氏仿宋本《金匮要略方论》（简称明仿宋本）、明代万历新安吴氏清初金陵古堂重修本。清以后刊本较多，包括清代江阴朱文震校刻本，即清光绪二十年甲午（1894）维新书局刻本；光绪三十三年丁未（1907）京师医局修补，江阴朱文震刻本重印1923年北京中医学社补刊本（以上所引，据《中医图书联合目录》）。此后，商务印书馆据《医统正脉》本排印，题名为《新编金匮要略方论》；中华书局据此排印的《四部备要》本，题名为《金匮玉函要略方论》，上海涵芬楼影印明刊《医统正脉》本，面题《金匮要略》，里面书名同上。

本书以《金匮要略》赵开美本为底本，主要参考任应秋《金匮要略语释》、陈慎吾《陈慎吾金匮要略讲义（第2版）》、王玉兴《金匮要略三家注》、宋书功《金匮要略广注校诠》，以及丹波元简《金匮玉函要略辑义》、尤怡《金匮要略心典》、程林《金匮要略直解》、沈明宗《金匮要略编注》等，对难懂的字、词进行注释。为避免重复，本书仅在同义的字词于文中第一次出现时，进行注解。林亿等人曾评："每观华佗凡所疗病，多尚奇怪，不合圣人之经，臣奇谓活人者，必仲景之书也。"希冀本书能为读者阅读《金匮要略》提供绵薄之力，帮助理解张仲景深刻的辨证内涵和治则治法。

因原线装本为竖排，原书中的"右几味"等统一修改成"上几味"。

在本书校注过程中，得到了张姝婧和杨衡轩同学的大力支持和帮助，在此表示感谢！囿于编者水平有限，企盼广大读者斧正。

编者

2024 年 2 月

金匮要略序

　　圣人设医道以济夭枉，俾天下万世，人尽天年，博施济众，仁不可加矣。其后继圣开学，造极精妙，着于时名于后者，和、缓、扁、仓之外，亦不多见，信斯道之难明也与。汉长沙太守张仲景以颖特之资，径造阃奥。于是采摭群书，作《伤寒卒病论》方合十六卷，以淑后学。遵而用之，困苏废起，莫不应效若神。迹其功在天下，犹水火谷粟然。是其书可有，而不可无者也。惜乎后之传者，止得十卷，而六卷则亡之。宋翰林学士王洙偶得杂病方三卷于蠹简中，名曰《金匮方论》，即其书也。丰城之剑，不终埋没，何其幸耶！林亿等奉旨校正，并板行行世。今之传者，复失三卷，岂非世无和氏而至宝妄伦于荆石与？

　　仆幼嗜医书，旁索群隐，乃获于盱之丘氏，遂得与前十卷，表里相资，学之者动免掣肘。呜呼！张茂先尝言：神物终当有合。是书也，安知不有所待，而合显于今也？故不敢秘，特勒诸梓，与四方共之。由是张氏之学不遗，轩岐之道昭著。林林总总，寿域同跻，岂曰小补之哉？

后至元庚辰樵川玉佩邓珍敬序

金匮要略方论序

张仲景为《伤寒卒病论》合十六卷，今世但传《伤寒论》十卷，杂病未见其书，或于诸家方中载其一二矣。

翰林学士王洙在馆阁日，于蠹简中得仲景《金匮玉函要略方》三卷，上则辩伤寒，中则论杂病，下则载其方，并疗妇人。乃录而传之士流，才数家耳。尝以对方证对者施之于人，其效若神。然而或有证而无方，或有方而无证，救疾治病，其有未备。

国家诏儒臣校正医书，臣奇先校定《伤寒论》，次校定《金匮玉函经》，今又校成此书。仍以逐方次于证候之下，使仓卒之际，便于检用也。又采散在诸家之方，附于逐篇之末，以广其法。以其伤寒文多节略，故所自杂病以下，终于饮食禁忌，凡二十五篇，除重复，合二百六十二方，勒成上、中、下三卷，依旧名曰《金匮方论》。

臣奇尝读《魏志·华佗传》云："出书一卷，曰此书可以活人。"每观华佗凡所疗病，多尚奇怪，不合圣人之经。臣奇谓：活人者，必仲景之书也。

大哉炎农圣法，属我盛旦！恭惟主上丕承大统，抚育元元，颁行方书，拯济疾苦，使和气盈溢，而万物莫不尽和矣！

太子右赞善大夫臣高保衡
尚书都官员外郎臣孙奇
尚书司封郎中充秘阁校理臣林忆等传上

仲景《金匮》，录岐、黄、《素》《难》之方近将千卷，患其混杂烦重，有求难得。故周流华裔九州之内，收合奇异，捃拾遗逸，拣选诸经筋髓，以为《方论》一编。其诸救疗暴病，使知其次第。凡此药石者，是诸仙之所造，服之将来，固无夭横，或治疗不早，或被师误，幸具详焉。

目　录

金匮要略方论卷下

金匮要略方论卷上

脏腑经络先后病脉证第一

论十三首　脉证二条

本篇属于概论性质，相当于《金匮要略总论》。仲景在《黄帝内经》《难经》理论的基础上，结合自己的临床实践，对杂病的病因、病机、诊断、治疗、预后和预防各方面，都做了原则性的举例说明，因此本篇具有纲领性的意义。先后病者，总脏腑经络而言，盖脏腑经络相传之病，有先有后；治脏腑经络之病者，亦有宜先宜后云尔。

【原文】

问曰：上工[1]治未病，何也？师曰：夫治未病者，见肝之病，知肝传脾，当先实脾，四季[2]脾王[3]，不受邪，即勿补之。中工[4]不晓相传，见肝之病，不解实脾，惟治肝也。

【注释】

[1] 上工：指良医，即高明的医生。《说文》："医，治病工也。"故医生称工。

[2] 四季：春夏秋冬四季，每季最后十八天是土盛、土旺之时。此时脾土气旺，病邪不得侵脾。

[3] 王：通"旺"。

[4] 中工：指技术一般，能治已病不能治未病的医生。

【原文】

夫肝之病，补用酸，助用焦苦，益用甘味之药调之。酸入肝，焦苦入心，甘入脾。脾能伤肾[1]，肾气微弱，则水不行；水不行，则心火气盛，则伤肺；肺被伤，则金气不行；金气不行，则肝气盛，则肝自愈。此治肝补脾之要妙也。肝虚则用此法，实则不在用之。

【注释】

[1] 脾能伤肾：脾土强则能制水，肾气弱则水不上行。故言伤肾。徐忠可、陈林根据《三因极一病证方论》，认为此处的"伤"作"制"字解，较为确切。

【原文】

经曰：虚虚实实[1]，补不足，损有余。是其义也，余脏准[2]此。

【注释】

[1] 虚虚实实：前"虚"和"实"，为形容词使动用法，作谓语；后"虚"和"实"是名词用法，指虚证和实证。谓使实证更实，虚证更虚。

[2] 准：依照，依据。

【原文】

夫人禀五常[1]，因风气[2]而生长，风气虽能生万物，亦能害万物，如水能浮舟，亦能覆舟。若五脏元真[3]通畅，人即安和，客气邪风[4]，中人多死。千般疢难[5]，不越三条：一者，经络受邪入脏腑，为内所因也；二者，四肢九窍，血脉相传，壅塞不通，为外皮肤所中也；三者，房室、金刃、虫兽所伤，以此详之，病由都尽。

【注释】

[1] 五常：指五行运行之常气。《素问》有《五常政大论》，论述五运之气正常则生育万物。人体之生长亦须禀受五行之常气，故云"人禀五常"。

[2] 风气：指六气（风、寒、暑、湿、燥、火）而言，是四季的正常气候，如气候反常，使人致病，即叫"六淫"。若风气中人则多称为"邪风"，故风气与邪风是同一概念的两种情况。

[3] 元真：即真元，指人体之正气。

[4] 客气邪风：与主气正风（元真之气）相对，泛指外来致病因素。客气：从外入侵体内之气。

[5] 疢（chèn 趁）难：此处指疾病。

【原文】

若人能养慎[1]，不令邪风干忤[2]经络，适中经络[3]，未流传腑脏，即医治之；四肢才觉重滞，即导引[4]、吐纳[5]、针灸、膏摩[6]，勿令九窍[7]闭塞；更能无犯王法，禽兽灾伤；房室勿令竭乏，服食节其冷热苦酸辛甘，不遗形体有衰，病则无由入其腠理。腠者，是三焦通会元真之处，为血气所注；理者，是皮肤脏腑之文理也。

【注释】

［1］养慎（shèn 甚）：犹养真，即上文"五脏元真通畅"之"真"，即各脏器的功能作用，亦指人体真元之气。注家多训"养慎"为"慎养"，如吴谦《医宗金鉴》解为"慎养形体"，义虽可通，但上下文义欠贴切。按：慎在古音真部，故可通假。又《说文解字诂林》曰：慎通贞。

［2］干忤（wǔ 午）：违逆，抵触。此为干犯。

［3］适中经络：才侵犯到经络。适：才，刚刚。时态副词。《一切经音义》："适，始也。"中：侵入到。

［4］导引：就是按摩，即摇筋骨，动肢节。

［5］吐纳：是深呼吸，与气功疗法相似。即口吐浊气，鼻纳清气。

［6］膏摩：是涂抹膏药的外治法。

［7］九窍：指上七窍，耳、目、口、鼻和前后二阴。

【原文】

问曰：病人有气色[1]见于面部，愿闻其说？师曰：鼻头色青，腹中痛，苦冷[2]者死。一云腹中冷，苦痛者死。鼻头色微黑者，有水气[3]。色黄者，胸上有寒；色白者，亡血也。设[4]微赤，非时[5]者死；其目正圆者痓[6]，不治。又色青为痛，色黑为劳，色赤为风，色黄者便难，色鲜明者有留饮[7]。

【注释】

［1］气色：五脏六腑的精华，藏于内的为气，现于外的为色。《黄帝内经》云："精明五色者，气之华也。"

［2］苦冷：犹怕冷。

［3］有水气：水饮内停。

［4］设：假使。

［5］非时：非当令之时。时，《说文》日部："四时也。"

［6］瘛（chì赤）：指肌肉紧张，不由自主地收缩。

［7］留饮：指水饮蓄留体内，聚于胸膈胁腹或四肢关节，影响有关脏腑组织功能。

【原文】

师曰：病人语声寂然[1]，喜惊呼[2]者，骨节间病；语声喑喑然[3]不彻者，心膈间病；语声啾啾然[4]细而长者，头中病。一作痛。

【注释】

［1］寂然：安静无声的样子。

［2］惊呼：指因疼痛突然发作而喊叫。

［3］喑（yīn音）喑然：言语很低微而不清亮的样子。

［4］啾（jiū揪）啾然：言语很细长的样子。

【原文】

师曰：息摇肩者[1]，心中坚；息引胸中，上气者，咳息张口，短气者，肺痿[2]唾沫。

【注释】

［1］息摇肩者：即呼吸时两肩耸动，属心中坚，提示病在胸腔。

［2］肺痿（wěi 委）：病证名。见《肺痿肺痈咳嗽上气病脉证治第七》。

【原文】

师曰：吸而微数，其病在中焦实也，当下[1]之即愈，虚者不治。在上焦者，其吸促[2]；在下焦者，其吸远[3]，此皆难治。呼吸动摇振振[4]者不治。

【注释】

［1］下：下法。常用治法。

［2］吸促：指吸气浅短而快。

［3］吸远：指呼吸深长而慢。

［4］振振：形容全身振动。

【原文】

师曰：寸口[1]脉动者，因其王时[2]而动，假令肝王色青，四时各随其色[3]。肝色青而反色白，非其时色脉[4]，皆当病。

【注释】

［1］寸口：凡条文中寸口和关上、尺中对举的，是指寸部而言；但举寸口，或和趺阳对举的，是指寸、关、尺三部而言。

［2］王时：即旺时。谓一年四时中五脏所主的当令之时。在正常情况下当令时之色脉相应。

［3］四时各随其色：指春青、夏赤、秋白、冬黑。

［4］非其时色脉：非其当令之时之色脉。

【原文】

问曰：有未至而至[1]，有至而不至，有至而不去，有至而太过，何谓也？师曰：冬至之后，甲子夜半，少阳起[2]，少阴之时阳始生，天得温和。以未得甲子，天因温和，此为未至而至也；以得甲子而天未温和，为至而不至也；以得甲子而天大寒不解，此为至而不去也；以得甲子而天温如盛夏五、六月时，此为至而太过也。

【注释】

[1] 未至而至：前"至"指时令，后"至"指气候。

[2] 甲子夜半，少阳起：古时以甲子纪年、月、日、时。此指纪日。"冬至之后，甲子夜半少阳起"，指冬至后六十日始，为少阳当令之时，故曰少阳之时，即冬至后第二个六十天，时在雨水至谷雨节气间。

【原文】

师曰：病人脉浮者在前[1]，其病在表；浮者在后[2]，其病在里，腰痛背强，不能行，必短气而极也。

【注释】

[1] 在前：指在关部之前，是寸部之脉。清代尤在泾注关前为阳，关后为阴。

[2] 在后：指在关部之后，是尺部之脉。

【原文】

问曰：经[1]云"厥阳[2]独行[3]"，何谓也？

师曰：此为有阳无阴，故称厥阳。

【注释】

[1]经：古时的《医经》，现已失传。

[2]厥阳：即阳厥。《备急千金要方》云："阴脉且解，血散不通，正阳遂厥，阴不往从。此即厥阳独行之旨欤！"

[3]独行：指阳不与阴合而独盛。

【原文】

问曰：寸脉沉大而滑，沉则为实[1]，滑则为气[2]，实气相搏，血气入脏即死，入腑即愈，此为卒厥[3]。何谓也？

师曰：唇口青，身冷，为入脏即死[4]；如身和，汗自出，为入腑，即愈[5]。

【注释】

[1]实：血实。沉为阴象，阴主血。

[2]气：气实。滑为阳象，阳主气。

[3]卒厥：卒，同"猝"，是一种突然昏倒不省人事的病证。

[4]入脏即死:《金匮要略心典》云："五脏者，藏而不泻，血气入之，卒不得还。神去机息，则唇青身冷而死。"

[5]为入腑，即愈:《金匮要略心典》云："六腑者，传而不藏，血气入之，乍满乍泻。气还血行，则身和汗出而愈。"

【原文】

问曰：脉脱[1]入脏即死，入腑即愈，何谓也？

师曰：非为一病，百病皆然。譬如浸淫疮[2]，从口起流向[3]四肢者可治；从四肢流来[4]入口者，不可治。病在外者可治，入里者即死[5]。

【注释】

[1] 脉脱：指脉乍伏不见，是邪气阻遏正气，血脉一时不通所致。

[2] 浸淫疮：浸谓湿热浸渍腐烂，淫谓气蔓延不已。浸淫疮，是一种痒而多渍汁的烂疮性皮肤病。

[3] 流向：透散，透发。

[4] 流来：浸淫肆虐。

[5] 死：指难治。

【原文】

问曰：阳病[1]十八，何谓也？

师曰：头痛，项、腰、脊、臂、脚掣痛。

【注释】

[1] 阳病：是指属三阳经的病证。

【原文】

阴病十八，何谓也？

师曰：咳、上气[1]、喘、哕[2]、咽[3]、肠鸣、胀满、心痛、拘急。五脏病，各有十八^[4]，合为九十病。人又有六微^[5]，微有十八病，合为一百八病。五劳^[6]、七伤^[7]、六极^[8]、妇人三十六病^[9]，不在其中。

【注释】

[1] 上气：指肺气上逆喘咳。

[2] 哕（yuě）：即呃逆。

[3] 咽：通噎。谓咽中梗塞，噎塞一类病证。

[4] 五脏病，各有十八：五脏分别感受风、寒、暑、湿、燥、火之病，且各有在气分、血分、气血相兼三种证之分，故每脏各有十八种病。下文"微有十八病"所指与此同。

[5] 六微：邪伤六腑。

[6] 五劳：《素问·宣明五气》："久视伤血，久卧伤气，久坐伤肉，久立伤骨，久行伤筋，是谓五劳所伤。"

[7] 七伤：《金匮要略·血痹虚劳病脉证并治第六》有食伤、忧伤、饮伤、房室伤、饥伤、劳伤、经络营卫气伤七种。

[8] 六极：指气极、血极、筋极、骨极、肌极、精极。极是极度劳损的意思。

[9] 妇人三十六病：《备急千金要方》载十二癥、九痛、七害、五伤、三痼不通是也。

【原文】

清邪居上，浊邪居下，大邪^[1]中表，小邪^[2]中里，䅽饪^[3]之邪，从口入者，宿食也。五邪^[4]中人，各有法度，风中于前^[5]，寒中于暮，湿伤于下，雾伤于上。风令脉浮，寒令脉急，雾伤皮腠，湿流关节，食伤脾胃，极寒伤经，极热伤络。

【注释】

［1］大邪：大邪漫风，虽大力散，故中于表。

［2］小邪：小邪隙风，虽小力锐，故中于里。

［3］糓（gǔ谷）饪（rèn任）：糓，谷的异体字。糓饪，指饮食。

［4］五邪：指风、寒、湿、雾、食五种邪气。

［5］前：午前。

【原文】

问曰：病有急当救里、救表者，何谓也？

师曰：病[1]，医下之[2]，续得下利清谷[3]不止，身体疼痛者，急当救里，后身体疼痛，清便自调[4]者，急当救表也。

【注释】

［1］病：指伤寒病。

［2］医下之：此指医生误用下法。

［3］清谷：泻下未消化的食物。

［4］清便自调：清通"圊（qīng清）"，厕所，此处为名词作动词。清便自调，指大便恢复正常状态。

【原文】

夫病痼疾[1]，加以卒病[2]，当先治其卒病，后乃治其痼疾也。

【注释】

［1］痼（gù 固）疾：指沉久难治的疾病。

［2］卒病：指新感的疾病。

【原文】

师曰：五脏病，各有得[1]者愈，五脏病各有所恶[2]，各随其所不喜者为病。病者素不应食[3]，而反暴思之，必发热也。

【注释】

［1］得：即所得，指适合病人的服食、居处。

［2］所恶：指病人所厌恶的服食、居处。

［3］素不应食：病人平素不喜爱的食物。应，适应。引申为喜爱。

【原文】

夫诸病在脏[1]欲攻[2]之，当随其所得[3]而攻之。如渴者，与猪苓汤，余皆仿此。

【注释】

［1］在脏：是病邪在里的意思。

［2］攻：当治字讲，不尽专指攻下之意。

［3］随其所得：谓依从产生疾患的病机。得，得病，患病。

痉湿暍病脉证第二

论一首　脉证十二条　方十一首

　　本篇主要讨论痉、湿、暍三种疾病的病因、辨证和治疗。痉病以发烧项背强急，口噤不开，甚至角弓反张为主证。本篇主要论述外感所致的痉证。湿病以关节痛为主证，称为湿痹。湿可分为外湿与内湿。机体虚弱，感受外在湿邪而得者，为外湿；脾胃虚弱，肾阳不足，内生湿者，为内湿。本篇主要论述外湿。暍病，即伤暑证。因三者均为外感，故合为一篇论述。

【原文】

　　太阳病，发热无汗，反恶寒者，名曰刚痉[1]。一作痓，余同。

　　太阳病，发热汗出而不恶寒，名曰柔痉[2]。

　　太阳病，发热脉沉而细者，名曰痉，为难治。

　　太阳病，发汗太多，因致痉。

　　夫风病下[3]之则痉，复发汗，必拘急。

　　疮家虽身疼痛，不可发汗，汗出则痉。

　　病者身热足寒，颈项强急，恶寒，时头热面赤目赤，独头动摇，卒口噤[4]，背反张者，痉病也。若发其汗者，寒湿相得，其表益虚，即恶寒甚。发其汗已，其脉如蛇[5]。一云其脉浛。

　　暴腹胀大者，为欲解，脉如故，反伏弦者，痉。

　　夫痉脉，按之紧如弦，直上下行[6]。一作筑筑而弦。《脉经》云：痉家其脉伏坚，直上下。

　　痉病有灸疮，难治。

【注释】

［1］刚痉：由于外感风寒之邪，伤于太阳之表，故发热无汗，恶寒。热则伤阴耗津，而使筋脉拘急，出现口噤，颈项强急，角弓反张等痉证。以其无汗，所以叫作"刚痉"。

［2］柔痉：由于外感风寒之邪，伤于太阳之表，风邪伤卫，表气不固，故发热汗出，恶风寒。因热邪伤津，筋脉失养，故成口噤，颈项强急，背反张等痉证。以其表虚有汗，故叫"柔痉"。

［3］下：下法，此处指误用下法。

［4］口噤（jìn 禁）：是指口闭不开，牙关紧闭，或口唇收缩，状如鱼口的表现。

［5］脉如蛇：是形容脉的形态，坚劲起伏屈曲的样子。

［6］直上下行：直者，不和柔，而坚搏切指也。上下行者，自寸至尺，皆见紧直之脉。

【原文】

太阳病，其证备，身体强，几几然[1]，脉反沉迟[2]，此为痉，栝楼桂枝汤主之。

栝楼桂枝汤方

栝楼根二两　桂枝三两　芍药三两　甘草二两　生姜三两　大枣十二枚

上六味，以水九升，煮取三升，分温三服，取微汗。汗不出，食顷[3]，啜热粥发之。

【注释】

［1］几（shū 殊）几然：几几，南阳方言，有拘紧、固缩之意。几几然：原意指短羽鸟伸颈欲飞之貌，比喻痉病之人项背僵直的样子。

［2］脉反沉迟：属血少津亏之中风证。

［3］食顷：服栝楼桂枝汤后不久。

【原文】

太阳病，无汗而小便反少，气上冲胸，口噤不得语[1]，欲作刚痉，葛根汤主之。

葛根汤方

葛根四两　麻黄三两，去节　桂二两，去皮　芍药二两　甘草二两，炙　生姜三两　大枣十二枚

上七味，㕮咀[2]，以水七升，先煮麻黄、葛根，减二升，去沫，内[3]诸药，煮取三升，去滓，温服一升，覆取微似汗，不须啜粥，余如桂枝汤法将息及禁忌。

【注释】

［1］不得语：指言语不利。

［2］㕮（fǔ 府）咀（jǔ 举）：咬碎药物，这是原始的药物炮制法，后指将药物破碎成小块。

［3］内：同"纳"。放入。

【原文】

痉为病一本痉字上有刚字，胸满口噤，卧不着席[1]，脚挛急[2]，

必龂齿[3]，可与大承气汤。

大承气汤方

大黄四两，酒洗　厚朴半斤，炙、去皮　枳实五枚，炙　芒硝三合

上四味，以水一斗，先煮二物；取五升，去滓，内大黄，煮取二升；去滓，内芒硝，更上火，微一、二沸，分温再服，得下止服。

【注释】

[1]卧不着席：卧不着席者，为背弓反张，仰卧则背不能着于席也。

[2]脚挛急：脚者，胫也，指小腿。脚挛急就是小腿拘挛抽筋。

[3]龂（xiè 械）齿：咬牙发怒状。

【原文】

太阳病，关节疼痛而烦[1]，脉沉而细一作缓者，此名湿痹。《玉函》云中湿。湿痹之候[2]，小便不利，大便反快[3]，但[4]当利其小便。

【注释】

[1]关节疼痛而烦：湿流关节则为痛，湿痰气滞则为烦。

[2]候：病证表现。

[3]大便反快：指大便溏泄不成形。

[4]但：可也。

【原文】

湿家^[1]之为病，一身尽疼^[2]，_{一云疼烦。}发热，身色如熏黄^[3]也。

【注释】

[1]湿家：指久患湿病之人。

[2]一身尽疼：湿邪充塞于肌肉肢节之间。

[3]熏黄：即暗黄，如烟熏的一样。《伤寒论》云："瘀热在里，身必发黄。"

【原文】

湿家，其人但头汗出，背强，欲得被覆向火。若下之早^[1]，则哕，或胸满，小便不利_{一云利}，舌上如胎^[2]者，以丹田^[3]有热，胸上有寒，渴欲得饮而不能饮，则口燥烦也。

【注释】

[1]早：下法应用过早。

[2]如胎：指舌上湿润白滑，似苔非苔。提示寒湿在上。

[3]丹田：这里泛指下焦。

【原文】

湿家下之，额上汗出，微喘，小便利_{一云不利}者，死；若下利不止者亦死。

风湿相搏，一身尽疼痛，法^[1]当汗出而解，值天阴雨不止，医云此可发汗^[2]。汗之病不愈者，何也？盖发其汗，汗大出者，但[3]风气去，湿气在，是故不愈也。若治风湿者，发其汗，但微微似欲出汗[4]者，风湿俱去也。

【注释】

[1]法：根据。

[2]医云此可发汗：因阴雨天外湿较重，会使风湿疼痛更加严重，因此要争取及时发汗。

[3]但：只是。

[4]微微似欲出汗：即《黄帝内经》"渍形以为汗"。

【原文】

湿家病，身疼发热，面黄而喘，头痛鼻塞而烦，其脉大，自能饮食，腹中和，无病，病在头中[1]寒湿，故鼻塞，内药鼻中则愈。《脉经》云：病人喘，而无"湿家病"以下至"而喘"十一字。

【注释】

[1]中（zhòng众）：侵入。

【原文】

湿家身烦疼，可与麻黄加术汤发其汗，为宜，慎不可以火攻之。

麻黄加术汤方

麻黄三两，去节　桂枝二两，去皮　甘草二两，炙　杏仁七十个，去皮尖　白术四两

上五味，以水九升，先煮麻黄，减二升，去上沫，内诸药，煮取二升半，去滓，温服八合，覆取微似汗。

病者一身尽疼，发热，日晡[1]所剧者，名风湿。此病伤于汗出当风，或久伤[2]取冷[3]所致也。可与麻黄杏仁薏苡甘草汤。

麻黄杏仁薏苡甘草汤方

麻黄去节，半两，汤泡　甘草一两，炙　薏苡仁半两　杏仁十个，去皮尖、炒

上锉麻豆大，每服四钱匕，水盏半，煮八分，去滓，温服。有微汗，避风。

【注释】

[1] 晡：通"餔"。《说文》："餔，为日如申时也。今为晡时，午后三时至五时。"

[2] 久伤：久而久之损伤正气。

[3] 取冷：寒冷侵袭。

【原文】

风湿脉浮，身重[1]，汗出，恶风者，防己黄芪汤主之。

防己黄芪汤方

防己一两　甘草半两，炒　白术七钱半　黄芪一两一分，去芦

上锉麻豆大，每抄五钱匕，生姜四片，大枣一枚，水盏半，煎八分，去滓，温服，良久再服。喘者，加麻黄半两；胃中不和者，加芍药三分；气上冲者，加桂枝三分；下有陈寒者，加细辛三分。服后当如虫行皮中，从腰下如冰，后坐被上，又以一被绕腰以下，温令微汗差。

【注释】

[1] 身重：指身体沉重。

【原文】

伤寒八九日，风湿相搏，身体疼烦，不能自转侧，不呕不渴，脉浮虚而涩者，桂枝附子汤主之。若大便坚，小便自利者，去桂加白术汤主之。

桂枝附子汤方

桂枝四两，去皮　生姜三两，切　附子三枚，炮，去皮，破八片　甘草二两，炙　大枣十二枚，擘[1]

上五味，以水六升，煮取二升，去滓，分温三服。

白术附子汤方

白术二两　附子一枚半，炮、去皮　甘草一两，炙　生姜一两半，切　大枣六枚

上五味，以水三升，煮取一升，去滓，分温三服。一服觉身痹[2]，半日许再服，三服都尽，其人如冒[3]状，勿怪，即是术附并走皮中逐水气，未得除故耳。

【注释】

[1] 擘（bāi 掰）：用手把东西分开或折断。

[2] 身痹：身体四肢麻木不仁。《一切经音义》："痹，手足不仁也。"

[3] 冒：《说文通训定声》：假借为懑（mèn 闷），《素问·玉机真脏论》："忽忽眩冒而颠疾。""冒，谓冒闷也。"冒状，犹头目昏眩的样子。

【原文】

风湿相搏，骨节疼烦掣痛[1]，不得屈伸，近之则痛剧，汗出短气，小便不利，恶风，不欲去衣，或身微肿者，甘草附子汤主之。

甘草附子汤方

甘草二两，炙　白术二两　附子二枚，炮、去皮　桂枝四两，去皮

上四味，以水六升，煮取三升，去滓，温服一升，日三服。初服得微汗则解，能食，汗出复烦者，服五合，恐一升多者，服六七合为妙。

【注释】

[1]掣（chè 彻）痛：指疼痛并有抽掣感。

【原文】

太阳中暍，发热恶寒，身重而疼痛，其脉弦细芤迟。小便已，洒洒然[1]毛耸，手足逆冷；小有劳，身即热，口前开，板齿燥。若发其汗，则其恶寒甚；加温针，则发热甚；数下之，则淋甚。

【注释】

[1]洒（xiǎn 显）洒然：寒貌。《素问·诊要经终论》："秋刺冬分，病不已，令人洒洒时寒。"唐代王冰注："阴气上干，故时寒也。洒洒，寒貌。"

【原文】

太阳中热者，暍是也。汗出恶寒，身热而渴，白虎加人参汤主之。

白虎人参汤方

知母六两 石膏一斤，碎 甘草二两 粳米六合 人参三两

上五味，以水一斗，煮米熟汤成，去滓，温服一升，日三服。

太阳中暍，身热疼重而脉微弱，此以夏月伤冷水，水行皮中所致也，一物瓜蒂汤主之。

一物瓜蒂汤方

瓜蒂二十个

上锉，以水一升，煮取五合，去滓，顿服。

百合狐惑阴阳毒病证治第三

论一首　证三条　方十二首

　　本篇主要讨论百合、狐惑、阴阳毒三种疾病的辨证和治疗。巢元方《诸病源候论》中对百合、狐惑和阴阳毒均有论述。伤寒百合候："百合病者，谓无经络，百脉一宗，悉致病也。多因伤寒虚劳，大病之后不平复，变成斯疾也。"伤寒狐惑候："夫狐、惑二病者，是喉、阴之为病也。初得状如伤寒，或因伤寒而变成斯病。"阴阳毒有伤寒阴阳毒候和时气阴阳毒的记载。这三个病都与伤寒时气有关，故合为一篇论述。

【原文】

　　论曰：百合病者，百脉一宗[1]，悉致其病也。意欲食，复不能食，常默默[2]欲卧，不能卧，欲行，不能行，欲饮食，或有美时[3]，或有不用，闻食臭[4]时，如寒无寒[5]，如热无热，口苦，小便赤，诸药不能治，得药则剧吐利，如有神灵者，身形如和[6]，其脉微数。每溺时头痛者，六十日乃愈；若溺时头不痛，淅然[7]者，四十日愈；若溺快然，但头眩者，二十日愈。其证或未病而预见，或病四五日而出，或病二十日，或一月微见者，各随证治之。

【注释】

　　[1]百脉一宗：全身血脉同出一源，总心肺所主。
　　[2]默默：沉默无声的样子。

〔3〕或有美时：有时有觉味美欲食之时。

〔4〕臭：气味。

〔5〕如寒无寒：像发寒却没有寒的样子。中间省略连词"而"，当为"如寒而无寒"。下句同。

〔6〕身形如和：谓病人身体形态如安和平静。和，平也。

〔7〕淅（xī 西）然：畏风，寒栗之状，淅，即洒淅，寒貌。

【原文】

百合病发汗后者，百合知母汤主之。

百合知母汤方

百合七枚，擘　知母三两，切

上先以水洗百合，渍一宿，当白沫出，去其水，更以泉水二升，煎取一升，去滓；别以泉水二升，煎知母，取一升，去滓，后合和煎取一升五合，分温再服。

百合病下之后者，滑石代赭汤主之。

滑石代赭汤方

百合七枚，擘　滑石三两，碎、绵裹　代赭石如弹丸大一枚，碎、绵裹

上先以水洗百合，渍一宿，当白沫出，去其水，更以泉水二升，煎取一升，去滓；别以泉水二升煎滑石、代赭，取一升，去滓；后合和重煎，取一升五合，分温服。

百合病吐之后者，用后方主之。

百合鸡子汤方

百合七枚，擘　鸡子黄一枚

上先以水洗百合，渍一宿，当白沫出，去其水，更以泉水二升，煎取一升，去滓，内鸡子黄，搅匀，煎五分，温服。

百合病不经吐、下、发汗，病形如初者，百合地黄汤主之。

百合地黄汤方

百合七枚, 擘　生地黄汁一升

上以水洗百合，渍一宿，当白沫出，去其水，更以泉水二升，煎取一升，去滓，内地黄汁，煎取一升五合，分温再服。中病[1]勿更服，大便当如漆。

【注释】

[1] 中病：痊愈。

【原文】

百合病一月不解，变成渴[1]者，百合洗方主之。

百合洗方

上以百合一升，以水一斗，渍之一宿，以洗身。洗已，食煮饼，勿以盐豉也[2]。

【注释】

[1] 渴：有阳渴阴渴之分，此处为阴虚火炽。徐忠可注："阴虚而邪气蔓延，阳不随之而病乎，故以百合洗其皮毛，使皮毛阳分得其平，而通气于阴，即是肺朝百脉，输精皮毛，使毛脉合精，行气于腑之理。"

[2] 勿以盐豉（chǐ 尺）也：咸味会耗水而增渴。豉味苦而上涌，气多发，能令人吐。

【原文】

百合病渴不差[1]者，用后方主之。

栝楼牡蛎散方

栝楼根　牡蛎熬，等分

上为细末，饮服方寸匕[2]，日三服。

【注释】

[1] 差：通"瘥"（chài），痊愈。
[2] 方寸匕：古量具名，多用于量药。

【原文】

百合病变发热者，一作发寒热。百合滑石散主之。

百合滑石散方

百合一两，炙　滑石三两

上为散，饮服方寸匕，日三服，当微利[1]者止，服热则除。

【注释】

[1] 利：下利，古代医书对痢疾与泄泻的统称。后世单指泄泻。

【原文】

百合病，见于阴者，以阳法[1]救之；见于阳者，以阴法[2]救之。见阳攻阴，复发其汗，此为逆[3]，见阴攻阳，乃复下之，此亦为逆。

【注释】

[1] 阳法：胡希恕解释为对于血虚而言，宜用寒以解热和阳的方法救之。

［2］阴法：对于有热（虚热）而言，宜用甘以滋液和阴的方法救之。

［3］逆：指治疗失误。

【原文】

狐惑之为病，状如伤寒，默默欲眠，目不得闭，卧起不安，蚀[1]于喉为惑，蚀于阴为狐[2]，不欲饮食，恶闻食臭，其面目乍赤、乍黑、乍白。蚀于上部，则声喝，一作嗄[3]。甘草泻心汤主之。

甘草泻心汤方

甘草四两　黄芩三两　人参三两　干姜三两　黄连一两　大枣十二枚
半夏半斤[4]

上七味，水一斗，煮取六升，去滓，再煎，温服一升，日三服。

【注释】

［1］蚀：被侵蚀而溃烂。

［2］蚀于喉为惑，蚀于阴为狐：惑，毒盛于上，侵蚀于喉为惑，谓热淫如惑乱之气，感而生也；惑乱之气感而生出《孔疏》。狐，毒偏在下，侵蚀于阴为狐，谓柔害而幽隐，如狐性之阴也。

［3］嗄（shà 厦）：嗓音嘶哑。

［4］半斤：经元代邓珍及后世医家校对，认为此处为半升。

【原文】

蚀于下部，则咽干，苦参汤[1]洗之。

【注释】

［1］苦参汤：赵开美本无苦参汤方，后经医家补充。苦参汤方：苦参一升，以水一斗，煎取七升，去滓，熏洗，日三服。

【原文】

蚀于肛者，雄黄熏之。

雄黄

上一味，为末，筒瓦二枚合之烧，向肛熏之。《脉经》云：病人或从呼吸上蚀其咽，或从下焦蚀其肛，阴蚀上为惑，蚀下为狐。狐惑病者，猪苓散主之。

病者脉数，无热，微烦，默默但欲卧，汗出，初得之三四日，目赤如鸠眼；七八日，目四眦[1]一本此有黄字。黑[2]。若能食者，脓已成也，赤豆当归散主之。

赤豆当归散方

赤小豆三升，浸令芽出、曝干　当归

上二味，杵为散，浆水服方寸匕，日三服。

【注释】

［1］四眦（zì字）：指四周。
［2］黑：瘀于此处的毒血化脓，因此四眦为黑色。

【原文】

阳毒之为病，面赤斑斑[1]如锦文[2]，咽喉痛，唾脓血，五日[3]可治，七日不可治，升麻鳖甲汤主之。

阴毒之为病，面目青，身痛如被杖，咽喉痛，五日可治，七日[4]不可治，升麻鳖甲汤，去雄黄、蜀椒主之。

升麻鳖甲汤方

升麻二两　　当归一两　　蜀椒炒、去汗，一两　　甘草二两　　雄黄半两，研　　鳖甲手指大一片，炙

上六味，以水四升，煮取一升，顿服之，老小再服。取汗。

《肘后》《千金方》阳毒用升麻汤，无鳖甲有桂；阴毒用甘草汤，无雄黄。

【注释】

［1］斑斑：指色红赤成片状。

［2］锦文：织锦。

［3］五日：约略之词，指病程较短。

［4］七日：约略之词，指病程较长。

疟病脉证并治第四

证二条　方六首

本篇主要讨论疟病的主脉、主证、治法和分类，并根据脉证的不同表现，提出了治疗疟病的原则。

【原文】

师曰：疟脉自弦[1]，弦数者，多热，弦迟者，多寒，弦小紧[2]者，下之差，弦迟者，可温之，弦紧者，可发汗、针灸也。浮大者可吐之，弦数者风发也，以饮食消息止之[3]。

【注释】

[1] 疟（nüè 虐）脉自弦：弦属少阳之脉，故多从少阳来治。

[2] 小紧：《陈慎吾金匮要略讲义》云："小紧为寒在阴分，阴不可从表解，故曰下之差。"

[3] 以饮食消息止之：《陈慎吾金匮要略讲义》云："热极生风，知风为热，风生最易传热于胃，致耗津液，故可饮食消息之，止其致热之因。"

【原文】

病疟，以月一日发[1]，当以十五日愈；设不差，当月[2]尽解；如其不差，当云何？

师曰：此结为癥瘕，名曰疟母[3]，急治之，宜鳖甲煎丸。

鳖甲煎丸方

鳖甲十二分，炙　乌扇三分，烧　黄芩三分　柴胡六分　鼠妇三分，熬　干姜三分　大黄三分　芍药五分　桂枝三分　葶苈一分，熬　石韦三分，去毛　厚朴三分　牡丹五分，去心　瞿麦二分　紫威[4]三分　半夏一分　人参一分　蟅虫[5]五分，熬　阿胶三分，炙　蜂窠四分，炙　赤消十二分　蜣螂六分，熬　桃仁二分

上二十三味，为末。取锻灶下灰一斗，清酒一斛五斗，浸灰，候酒尽一半，着鳖甲于中，煮令泛烂如胶漆，绞取汁，内诸药，煎为丸，如梧子大，空心服七丸，日三服。《千金方》用鳖甲十二片，又有海藻三分、大戟一分、蟅虫五分，无鼠妇、赤消二味，以鳖甲煎和诸药为丸。

【注释】

[1] 以月一日发：指每月发作一次。

[2] 月：指三十日左右。

[3] 疟母：即脾脏肿大，在急性热病中常发生，尤其是疟病。病久而肿不消。陈慎吾注："盖疟原虫于热退后血液中虫迹更少，反于脾脏骨髓等深处分裂生殖，故脾肿不消，久疟不瘥也。"

[4] 紫威：即紫葳。

[5] 蟅（zhè 这）虫：即土鳖虫。

【原文】

师曰：阴气孤绝，阳气独发，则热而少气烦冤[1]，手足热而欲呕，名曰瘅疟[2]。若但热不寒者，邪气内藏于心，外舍分肉[3]之间，令人消铄脱肉[4]。

【注释】

[1] 烦冤：烦乱同时又闷闷不乐的感觉。

[2] 瘅（dān 单）疟：热症。《素问·奇病论》："此五气之溢也，名曰脾瘅。"王冰注："瘅，谓热也。"

[3] 分肉：即肌肉。因肌肉间间隙分明故名。

[4] 消铄（shuò 烁）脱肉：瘅为阳邪，心为阳脏，以阳从阳，气通于心，邪外舍肌肉间，肌肉为阴，阳极而阴消。

【原文】

温疟[1]者，其脉如平，身无寒，但热，骨节疼烦，时呕，白虎加桂枝汤主之。

白虎加桂枝汤方

知母六两　甘草二两, 炙　石膏一斤　粳米二合　桂去皮三两

上锉，每五钱，水一盏半，煎至八分，去滓，温服，汗出愈。

【注释】

[1] 温疟：指热疟。

【原文】

疟多寒者，名曰牡疟，蜀漆散主之。

蜀漆散方

蜀漆烧、去腥　云母烧二日夜　龙骨等分

上三味，杵为散，未发前，以浆水服半钱，温疟加蜀漆半分，临发时，服一钱匕。一方云母作云实。

附《外台秘要》方

牡蛎汤　治牡疟。

牡蛎四两，熬　麻黄四两，去节　甘草二两　蜀漆三两

上四味，以水八升，先煮蜀漆、麻黄，去上沫，得六升，内诸药，煮取二升，温服一升。若吐，则勿更服。

柴胡去半夏加栝楼汤

治疟病发渴者，亦治劳疟[1]。

柴胡八两　人参三两　黄芩三两　甘草三两　栝楼根四两　生姜二两　大枣十二枚

上七味，以水一斗二升，煮取六升，去滓，再煎取三升，温服一升，日二服。

柴胡姜桂汤　治疟寒多微有热，或但寒不热。服一剂如神。

柴胡半斤　桂枝三两，去皮　干姜二两　黄芩三两　栝楼根四两　牡蛎三两，熬　甘草二两，炙

上七味，以水一斗二升，煮取六升，去滓，再煎取三升，温服一升，日三服。初服微烦，复服汗出，便愈。

【注释】

[1] 劳疟：《诸病源候论》云："凡疟积久不差者，则表里俱虚，客邪未散，真气不复，故疾虽暂间，小劳便发。"

中风历节病脉证并治第五

论一首　脉证三条　方十一首

　　本篇主要论述中风和历节两种疾病的病因、辨证和治疗。因都与风邪相关，因此合为一篇讨论。此篇的中风与《伤寒论》中的中风不同，此处的中风为独立疾病，而非外感病。中风有外中和类中之分，外中为正气虚弱，风邪外中；类中以内风为主，是机体自身的病理变化。本篇以真中风为主。历节病以关节疼痛为主证，《诸病源候论》云："历节风之状，短气自汗出，历节疼痛不可忍，屈伸不得，是也。"

【原文】

　　夫风之为病，当半身不遂，或但臂不遂者，此为痹。脉微而数，中风使然。

　　寸口脉浮而紧，紧则为寒，浮则为虚；寒虚相搏，邪在皮肤；浮者血虚，络脉空虚；贼邪不泻，或左或右；邪气反缓，正气即急[1]，正气引邪，喝[2]僻不遂。邪在于络，肌肤不仁；邪在于经，即重不胜[3]；邪入于腑，即不识人[4]；邪入于脏，舌即难言，口吐涎。

【注释】

　　[1] 邪气反缓，正气即急：邪气在人体虚弱的地方停滞，受到邪气侵害一侧的经络便弛缓了，没有受到邪气侵害的一侧经络便紧张起来了。

［2］喎（wāi 歪）：歪嘴。

［3］重不胜：肢体无力，不能随意活动。荣气行涩，不养于骨则骨重，不滋于肉，则身重而不胜。

［4］不识人：即阳明篇发则不识人证。任应秋注："盖燥热在下，则阳气上冲于脑，而神识昏蒙。"

【原文】

侯氏黑散　治大风[1]，四肢烦重，心中恶寒不足者。《外台》治风癫。

菊花四十分　白术十分　细辛三分　茯苓三分　牡蛎三分　桔梗八分　防风十分　人参三分　矾石三分　黄芩五分　当归三分　干姜三分　芎䓖[2]三分　桂枝三分

上十四味，杵为散，酒服方寸匕，日一服，初服二十日，温酒调服，禁一切鱼肉大蒜，常宜冷食，自能助药力在腹中不下也。热食即下矣，冷食自能助药力[3]。

【注释】

［1］大风：直接侵袭肌肉脏腑。《素问·生气通天论》中云，"虽有大风苛毒，弗之能害"，就是指风邪的重大者和病毒的细小者而言。

［2］芎（xiōng 兄）䓖（qióng 穷）：别名川芎。

［3］冷食自能助药力：任应秋注此处疑为衍文，不必做曲解。

【原文】

寸口脉迟而缓[1]，迟则为寒，缓则为虚，荣缓则为亡血[2]，卫缓则为中风[3]。邪气中经则身痒而瘾疹[4]，心气不足，邪气入中，则胸满而短气。

【注释】

［1］迟而缓：清代尤在泾云："迟者，行之不及，缓者，至而无力，不及为寒，而无力为虚也。"此处的缓脉为弱脉而非和缓之脉。

［2］荣缓则为亡血：沉而缓者为营不足。

［3］卫缓则为中风：浮而缓者为卫中风。

［4］瘾（yǐn 隐）疹：皮肤上出现麻粒或豆瓣大小的疹块，瘙痒难忍。

【原文】

风引汤 除热瘫痫

大黄　干姜　龙骨各四两　桂枝三两　甘草　牡蛎各二两　寒水石　滑石　赤石脂　白石脂　紫石英　石膏各六两

上十二味，杵，粗筛；以韦囊盛之，取三指撮，井花水[1]三升，煮三沸，温服一升。治大人风引，少小惊痫瘛疭[2]，日数十后，医所不疗，除热方巢[3]：脚气宜风引。

【注释】

［1］井花水：指清晨第一次汲取的井泉水。

［2］瘛（chì 炽）疭（zòng 纵）：指手脚痉挛、口斜眼歪的症状。

［3］巢：即巢元方。

【原文】

防己地黄汤　治病如狂状，妄行，独语不休，无寒热，其脉浮[1]。

防己一钱　桂枝三钱　防风三钱　甘草二钱

上四味，以酒一杯，浸之一宿，绞取汁。生地黄二斤，咬咀，蒸之如斗米饭久，以铜器盛其汁，更绞地黄汁，和分再服。

【注释】

[1]无寒热，其脉浮：属血虚生热，邪并于阳。

【原文】

头风摩散方

大附子一枚，炮　盐等分

上二味，为散，沐了，以方寸匕，已摩疾上，令药力行。

寸口脉沉而弱，沉即主骨，弱即主筋，沉即为肾，弱即为肝。汗出入水中，如水伤心[1]，历节黄汗[2]出，故曰历节。

【注释】

[1]汗出入水中，如水伤心：汗为心之液，汗出时洗澡，则水气伤心。

[2]黄汗：近现代医家陆渊雷云："案历节重证，发高热者多酸臭汗，即所谓黄汗矣。"肿遍全身，汗遍全身。

【原文】

趺阳[1]脉浮而滑，滑则谷气实，浮则汗自出。

【注释】

[1] 趺（fū 夫）阳：近现代医家陆渊雷注："趺阳，胃脉也，诊在冲阳，冲阳在足趺上五寸，骨间动脉上，当大指次指之间。"

【原文】

少阴脉浮而弱，弱则血不足，浮则为风，风血相搏[1]，即疼痛如掣。盛人[2]脉涩小，短气[3]，自汗出，历节[4]疼，不可屈伸，此皆饮酒汗出当风所致。

【注释】

[1] 风血相搏：风与血相互阻结不通。
[2] 盛人：肥胖之人。
[3] 短气：指气短。
[4] 历节：指骨节，关节。

【原文】

诸肢节疼痛，身体魁羸[1]，脚肿如脱[2]，头眩短气，温温[3]欲吐，桂枝芍药知母汤主之。

桂枝芍药知母汤方

桂枝四两　芍药三两　甘草二两　麻黄二两　生姜五两　白术五两　知母四两　防风四两　附子二枚,炮

上九味，以水七升，煮取二升，温服七合，日三服。

【注释】

[1] 魁羸（léi 雷）：短小瘦弱。

［2］脱：脱离，脱散。

［3］温温：同"愠愠"，形容蕴结不舒服。

【原文】

味酸则伤筋，筋伤则缓[1]，名曰泄。咸则伤骨，骨伤则痿，名曰枯[2]。枯泄相搏，名曰断[3]泄。荣气不通[4]，卫不独行[5]，荣卫俱微，三焦无所御[6]，四属[7]断绝，身体羸瘦独[8]足肿大，黄汗出，胫[9]冷。假令发热，便为历节也[10]。

【注释】

［1］缓：指行动迟缓。

［2］枯：痿弱，枯痿。

［3］断：指分离，不相连。

［4］不通：不与卫气相通。

［5］独行：不与营气相和。

［6］御：主管。

［7］四属：四肢。

［8］独：唯独。

［9］胫：小腿。

［10］假令发热，便为历节也：历节病表见湿邪，故见发热。清代徐忠可注："黄汗重在肿，历节重在痛，但黄汗之肿及头面，而历节独在足，历节之痛偏关节，而黄汗之痛或单在胸。"

【原文】

病历节，不可屈伸，疼痛，乌头汤主之。

乌头汤方　治脚气疼痛，不可屈伸。

麻黄　芍药　黄芪各三两　甘草炙　川乌五枚，咬咀，以蜜二升，煎取一升，即出乌豆[1]

上五味，咬咀四味，以水三升，煮取一升，去滓，内蜜煎中，更煎之服七合。不知，尽服之。

【注释】

[1] 乌豆：即乌头。

【原文】

矾石汤　治脚气[1]冲心

矾石二两

上一味，以浆水一斗五升，煎三五沸，浸脚良。

【注释】

[1] 脚气：脚气病为湿伤于下，气冲于上。陈慎吾注："古无是病，晋宋以前名为缓风，本节恐非经文。"

【原文】

附　方

《古今录验》续命汤　治中风痱[1]，身体不能自收，口不能言，冒昧不知痛处，或拘急不得转侧。姚云：与大续命同，兼治妇人产后去血者，及老人小儿。

麻黄　桂枝　当归　人参　石膏　干姜　甘草各三两　芎䓖　杏仁四十枚

上九味，以水一斗，煮取四升，温服一升，当小汗。薄覆脊，凭几坐，汗出则愈，不汗，更服。无所禁，勿当风。并治但伏不得卧，咳逆上气，面目浮肿。

【注释】

［1］痱（féi 费）：是痿废，精神不守，筋骨不用的意思。

【原文】

《千金》三黄汤　治中风，手足拘急，百节[1]疼痛，烦热心乱，恶寒，经日[2]不欲饮食。

麻黄五分　独活四分　细辛二分　黄芪二分　黄芩三分

上五味，以水六升，煮取二升，分温三服，一服小汗，二服大汗。心热，加大黄二分，腹满，加枳实一枚，气逆，加人参三分，悸，加牡蛎三分，渴，加栝楼根三分，先有寒，加附子一枚。

【注释】

［1］百节：指人体各个关节。
［2］经日：整天，终日。

【原文】

《近效方》术附汤　治风虚头重眩，苦极，不知食味，暖肌[1]补中，益精气。

白术二两　甘草一两，炙　附子一枚半，炮、去皮

上三味，锉，每五钱匕，姜五片，枣一枚，水盏半，煎七分，去滓，温服。

崔氏八味丸　治脚气上入[2]，少腹不仁。

干地黄八两　山茱萸　薯蓣各四两　泽泻　茯苓　牡丹皮各三

两 桂枝 附子_{炮、各一两}

上八味，末之，炼蜜和丸梧子大。酒下十五丸，日再服。

【注释】

［1］暖肌：温肌肉。

［2］脚气上入：脚气上入于腹，属脚气危证之一。

【原文】

《千金方》越婢[1]加术汤 治肉极[2]热，则身体津脱，腠理开，汗大泄，厉风[3]气，下焦脚弱[4]。

麻黄_{六两} 石膏_{半斤} 生姜_{三两} 甘草_{二两} 白术_{四两} 大枣_{十五枚}

上六味，以水六升，先煮麻黄，去沫，内诸药，煮取三升，分温三服。恶风加附子一枚，炮。

【注释】

［1］越婢（bì 必）：方剂名，利湿剂。

［2］肉极：肌肉过度消瘦。

［3］厉风：即风邪严重。

［4］脚弱：证名。指脚膝软弱之证，包括脚气和气脚。

血痹虚劳病脉证并治第六

论一首　脉证九条　方九首

　　本篇主要论述血痹和虚劳两种疾病的病因、辨证和治法。因二者在成因上皆与气血虚弱有关，因此合并一篇进行讨论。血痹的病因，主要由于气虚、卫外不固，风邪袭入，以致营卫不和，气血运行不畅所致。本篇所论虚劳，范围甚广，凡是由于各种因素而导致的阴虚、阳虚、气虚、血虚或阴阳两虚、气血两虚之证者，皆叫作虚劳。

【原文】

　　问曰：血痹病从何得之？

　　师曰：夫尊荣人[1]骨弱肌肤盛，重困疲劳[2]汗出，卧不时动摇[3]，加被微风[4]，遂得之。但以脉自微涩在寸口、关上小紧，宜针引阳气，令脉和，紧去则愈。

【注释】

　　[1]尊荣人：指好逸恶劳、养尊处优的人。
　　[2]重困疲劳：谓身体滞重，易困乏疲劳。
　　[3]动摇：指身体翻来覆去。
　　[4]加被微风：被，同"披"，言遭受风邪侵袭。

【原文】

　　血痹阴阳俱微[1]，寸口关上微，尺中小紧，外证身体不仁，如风痹[2]状，黄芪桂枝五物汤主之。

黄芪桂枝五物汤方

黄芪_{三两}　芍药_{三两}　桂枝_{三两}　生姜_{六两}　大枣_{十二枚}

上五味，以水六升，煮取二升，温服七合，日三服。_{一方有}

_{人参。}

【注释】

[1] 阴阳俱微：言阴血阳气皆虚。

[2] 风痹：病名，是肌肉麻木兼有疼痛的一种疾病。

【原文】

夫男子[1]平人[2]脉大为劳[3]，极虚亦为劳。

【注释】

[1] 男子：指房劳伤肾的壮年男人。

[2] 平人：指从外形看来好像无病，其实是五脏气血已经虚
损的人。

[3] 劳：虚劳病。

【原文】

男子面色薄[1]者，主渴及亡血，卒喘悸[2]，脉浮者，里
虚也。

【注释】

[1] 面色薄：指面色淡薄无华。

[2] 卒（cù 促）喘悸：突然气喘心悸。

【原文】

男子脉虚沉弦，无寒热，短气里急，小便不利，面色㿠白，时目瞑[1]，兼衄[2]，少腹满，此为劳使之然。

【注释】

[1] 目瞑（míng 明）：谓视物不清而昏昏然。
[2] 衄（nǜ）：鼻出血。

【原文】

劳之为病，其脉浮大，手足烦[1]，春夏剧，秋冬瘥，阴寒[2]精自出，酸削[3]不能行。

【注释】

[1] 手足烦：指手足心烦热。
[2] 阴寒：前阴寒冷。
[3] 酸削：指两腿酸痛消瘦。

【原文】

男子脉浮弱而涩，为无子[1]，精气清冷—作冷。
夫失精[2]家，少腹弦急[3]阴头寒[4]，目眩—作目眶痛。发落，脉极虚芤，迟为清谷，亡血失精。脉得诸芤，动微紧，男子失精，女子梦交[5]，桂枝龙骨牡蛎汤主之。

桂枝加龙骨牡蛎汤方　《小品》云：虚弱浮热汗出者除桂，加白薇附子，各三分，故曰二加龙骨汤。

桂枝　芍药　生姜各三两　甘草二两　大枣十二枚　龙骨　牡蛎

上七味，以水七升，煮取三升，分温三服。

天雄散方

天雄三两，炮　白术八两　桂枝六两　龙骨三两

上四味，杵为散，酒服半钱匕[6]，日三服，不知，稍增之。

【注释】

[1]为无子：指不育。

[2]失精：即遗精。

[3]弦急：张急如弦。

[4]阴头寒：前阴寒冷。

[5]女子梦交：症见睡则梦中交合，头痛、头晕、精神恍惚，甚则喜怒无常，妄言妄见等。

[6]钱匕：古代量取药末的器具。

【原文】

男子平人脉虚弱细微者，善盗汗也。

人年五六十，其病脉大者，痹夹背行[1]，苦肠鸣，马刀[2]侠瘿[3]者，皆为劳得之。

【注释】

[1]痹夹背行：夹，同"挟"，指脊柱两旁有麻木感。

[2]马刀：结核生于腋下，形如马刀，故名。

[3]侠瘿（yǐng影）：结核生于颈旁，名为侠瘿。马刀和侠瘿常并称，或曰瘰疬。

【原文】

脉沉小迟，名脱气[1]，其人疾行则喘喝，手足逆寒，腹满，甚则溏泄，食不消化也。

【注释】

[1]脱气：指胸中大气虚少。

【原文】

脉弦而大，弦则为减[1]，大则为芤，减则为寒，芤则为虚，虚寒相搏，此名为革。妇人则半产漏下[2]，男子则亡血失精。

【注释】

[1]减：李今庸《读古医书随笔》中指出，"减"为"紧"之借字。

[2]漏下：有两个含义：一指非月经期间的下血，淋漓不断；一指妊娠期间的下血，也称胎漏。

【原文】

虚劳里急悸衄，腹中痛，梦失精，四肢酸疼，手足烦热，咽干口燥，小建中汤主之。

小建中汤方

桂枝三两, 去皮　甘草三两, 炙　大枣十二枚　芍药六两　生姜二两　胶饴一升

上六味，以水七升，煮取三升，去滓，内胶饴，更上微火消解[1]，温服一升，日三服。呕家不可用建中汤，以甜故也。

《千金》疗男女，因积冷气滞，或大病后，不复常，苦四肢沉重，骨肉酸疼，吸吸少气[2]，行动喘乏，胸满气急，腰背强痛，心中虚悸，咽干唇燥，面体少色，或饮食无味，胁肋腹胀，头重不举，多卧少起，甚者积年，轻者百日，渐致瘦弱，五脏气竭，则难可复常，六脉俱不足，虚寒乏气，少腹拘急，羸瘠[3]百病，名曰黄芪建中汤，又有人参二两。

【注释】

[1] 消解：溶解化开。

[2] 吸吸少气：吸吸，即气息短少而不能续接状。少气，即气短。

[3] 羸瘠（jí急）：瘦弱。

【原文】

虚劳里急，诸不足，黄芪建中汤主之。于小建中汤加黄芪一两半，余依上法。气短胸满者，加生姜；腹满者，去枣，加茯苓一两半；及疗肺虚损不足，补气，加半夏三两。

虚劳腰痛，少腹拘急，小便不利者，八味肾气丸主之。方见脚气中。

虚劳诸不足，风气百疾，薯蓣[1]丸主之。

薯蓣丸方

薯蓣三十分　当归　桂枝　干地黄　曲　豆黄卷各十分　甘草二十八分　芎䓖　麦门冬　芍药　白术　杏仁各六分　人参七分　柴胡　桔梗　茯苓各五分　阿胶七分　干姜三分　白敛二分　防风六分　大枣百枚，为膏

上二十一味，末之，炼蜜和丸，如弹子大，空腹酒服一丸，一百丸为剂。

【注释】

[1] 薯蓣（yù 遇）：别名山药。

【原文】

虚劳虚烦，不得眠，酸枣汤主之。

酸枣汤方

酸枣仁二升　甘草一两　知母二两　茯苓二两　芎劳二两

《深师》[1]有生姜二两。

上五味，以水八升，煮酸枣仁，得六升，内诸药煮取三升，分温三服。

五劳，虚极羸瘦，腹满不能饮食，食伤、忧伤、饮伤、房室伤、饥伤、劳伤，经络荣卫气伤，内有干血[2]，肌肤甲错，两目黯黑。缓中补虚，大黄䗪虫丸主之。

大黄䗪虫丸方

大黄十分,蒸　黄芩二两　甘草三两　桃仁一升　杏仁一升　芍药四两　干地黄十两　干漆一两　虻虫一升　水蛭百枚　蛴螬[3]一升　䗪虫半升

上十二味，末之，炼蜜和丸，小豆大，酒饮服五丸，日三服。

【注释】

[1]《深师》：即《深师方》，作者深师，南北朝时宋齐间医家，僧人。曾选录支法存等诸家有关药方，辑成《僧深药方》（或《深师方》）三十卷，已佚。部分佚文存《外台秘要》《医心方》等书。

〔2〕干血：即瘀血。

〔3〕蛴（qí 奇）螬（cáo 曹）：别名粪虫、地蚕，以幼虫体入药。有破瘀血，消肿止痛，明目的功效。

【原文】

附 方

《千金翼》炙甘草汤一云复脉汤。治虚劳不足，汗出而闷，脉结悸，行动如常，不出百日，危急者，十一日死。

甘草四两，炙 桂枝 生姜各三两 麦门冬半升 麻仁半升 人参 阿胶各二两 大枣三十枚 生地黄一斤

上九味，以酒七升，水八升，先煮八味，取三升，去滓，内胶消尽，温服一升，日三服。

《肘后》獭肝[1]散 治冷劳[2]，又主鬼疰[3]，一门相染。獭肝一具，炙干末之，水服方寸匕，日三服。

【注释】

〔1〕獭（tǎ 塔）肝：即水獭肝，为鼬科动物水獭的肝脏。獭肉皆寒，惟肝性独温，故尤宜治冷劳。

〔2〕冷劳：寒性虚劳证。

〔3〕鬼疰（zhù 注）：鬼疰、尸疰即后世所说的肺痨。

肺痿肺痈咳嗽上气病脉证治第七

论三首　　脉证四条　　方十六首

本篇主要讨论肺痿、肺痈和咳嗽上气的病因、病理、辨证和治疗。因这三种疾患，均是呼吸系统疾病，故合为一篇。肺痿主要是肺气痿弱，有虚寒和虚热两种类型，虚寒肺痿是肺气虚寒所致；虚热肺痿，是上焦虚热，多由重亡津液所致。肺痈是肺化脓之证，其病因是感受风邪热毒所引起。咳嗽上气病也叫肺胀，即是哮喘病，以咳嗽气喘为主证。

【原文】

问曰：热在上焦[1]者，因咳[2]为肺痿。肺痿之病，何从得之？师曰：或从汗出，或从呕吐，或从消渴，小便利数，或从便难，又被快药[3]下利，重[4]亡津液，故得之。曰：寸口脉数，其人咳，口中反有浊唾[5]涎沫[6]者何？师曰：为肺痿之病。若口中辟辟[7]燥，咳即胸中隐隐痛，脉反滑数，此为肺痈，咳唾脓血。脉数虚者，为肺痿，数实者为肺痈。

【注释】

［1］上焦：指肺。
［2］咳：指咳嗽日久不愈。
［3］快药：峻烈攻下药物。
［4］重：过度。
［5］浊唾：黏稠痰液。

［6］涎沫：稀痰液沫。

［7］辟辟：象声词，形容干燥的样子。

【原文】

问曰：病咳逆，脉之[1]何以知此为肺痈？当有脓血，吐之则死，其脉何类[2]？师曰：寸口脉微[3]而数，微则为风，数则为热，微则汗出，数则恶寒。风中于卫，呼气不入[4]；热过于荣，吸而不出[5]。风伤皮毛，热伤血肺[6]，风舍于肺，其人则咳，口干喘满，咽燥不渴，时唾浊沫，时时振寒[7]。热之[8]所过[9]，血为之凝滞，畜结痈脓，吐如米粥[10]。始萌可救，脓成则死。

【注释】

［1］脉之：即诊察的意思。

［2］类：类型，特征。

［3］微：作"浮"。

［4］呼气不入：气能呼出，而吸入不利。

［5］吸而不出：气能吸入，而呼出不利。

［6］热伤血肺：此处经元代邓珍及后世医家校对，应为"热伤血脉"。

［7］振寒：形容冷得发抖的样子。

［8］之：侵犯。

［9］过：肆虐太盛。

［10］米粥：指米粥样脓血。

【原文】

上气[1]面浮肿，肩息[2]，其脉浮大不治，又加利尤甚。

【注释】

[1]上气：气逆而上，即气喘。
[2]肩息：指喘气时两肩随呼吸抬起。

【原文】

上气喘而躁者，属肺胀[1]，欲作风水[2]，发汗则愈。

【注释】

[1]肺胀：肺气不能宣降运布而胀满。
[2]风水：水肿病，后文第十四有详细论述。

【原文】

肺痿吐涎沫而不咳者，其人不渴，必[1]遗尿，小便数，所以然者，以上虚不能制下故也。此为肺中冷，必眩，多涎唾，甘草干姜汤以温之。若服汤已渴者[2]，属消渴。

甘草干姜汤方

甘草四两, 炙　干姜二两, 炮

上咬咀，以水三升，煮取一升五合，去滓，分温再服。

【注释】

[1]必：此处指可能。
[2]服汤已渴者：若喝下甘草干姜汤后反觉口渴的，则属于

消渴病。

【原文】

咳而上气，喉中水鸡[1]声，射干麻黄汤主之。

射干麻黄汤方

射干十三枚。一云：三两　麻黄四两　生姜四两　细辛三两　紫菀三两　款冬花三两　五味子半升　大枣七枚　半夏大者八枚，洗。一法：半升

上九味，以水一斗二升，先煮麻黄两沸，去上沫，内诸药，煮取三升，分温三服。

【注释】

[1]水鸡：田鸡，即青蛙。

【原文】

咳逆上气，时时吐浊[1]，但坐[2]不得眠，皂荚丸主之。

皂荚丸方

皂荚八两，刮去皮、用酥[3]炙

上一味，末之，蜜丸梧子大，以枣膏和汤服三丸，日三夜一服。

【注释】

[1]吐浊：指吐出胶黏的浊痰。

[2]但坐：指不能平卧。

[3]酥：指酥油，为牛奶或羊奶所制，炙烤皂荚时，用酥油涂于上。

【原文】

咳而脉浮者，厚朴麻黄汤主之。

厚朴麻黄汤方

厚朴五两　麻黄四两　石膏如鸡子大　杏仁半升　半夏半升　干姜二两　细辛二两　小麦一升　五味子半升

上九味，以水一斗二升，先煮小麦熟，去滓，内诸药，煮取三升，温服一升，日三服。

脉沉者，泽漆汤主之。

泽漆汤方

半夏半斤　紫参五两。一作：紫菀　泽漆三斤，以东流水[1]五斗煮取一斗五升　生姜五两　白前五两　甘草　黄芩　人参　桂枝各三两

上九味，㕮咀，内泽漆汁中，煮取五升，温服五合，至夜尽。

【注释】

[1]东流水：向东流的河水。

【原文】

大[1]逆上气，咽喉不利，止逆下气者，麦门冬汤主之。

麦门冬汤方

麦门冬七升　半夏一升　人参三两[2]　甘草二两　粳米三合　大枣十二枚

上六味，以水一斗二升，煮取六升，温服一升，日三夜一服。

【注释】

［1］大：《备急千金要方》及赵、徐诸本俱作"火"。

［2］三两：经元代邓珍及后世医家校对，此处为二两。

【原文】

肺痈，喘不得卧，葶苈大枣泻肺汤主之。

葶苈大枣泻肺汤方

葶苈熬令黄色、捣丸如弹丸大　　大枣十二枚

上先以水三升，煮枣取二升，去枣，内葶苈，煮取一升，顿服[1]。

【注释】

［1］顿服：指将一天的用药量一次服下。

【原文】

咳而胸满振寒，脉数咽干，不渴[1]，时出浊唾腥臭，久久[2]吐脓如米粥者，为肺痈，桔梗汤主之。

桔梗汤方亦治血痹

桔梗一两　　甘草二两

上二味，以水三升，煮取一升，分温再服，则吐脓血也。

咳而上气，此为肺胀，其人喘，目如脱状，脉浮大者，越婢加半夏汤主之。

越婢加半夏汤方

麻黄六两　　石膏半斤　　生姜三两　　大枣十五枚　　甘草二两　　半夏半升

上六味，以水六升，先煮麻黄，去上沫，内诸药，煮取三

升，分温三服。

【注释】

[1]不渴：指口微渴。

[2]久久：未能及时治疗。

【原文】

肺胀，咳而上气，烦躁而喘，脉浮者，心下有水^[1]，小青龙加石膏汤主之。

小青龙加石膏汤方《千金》证治同，外更加胁下痛引缺盆^[2]。

麻黄　芍药　桂枝　细辛　甘草　干姜各三两　五味子　半夏各半升　石膏二两

上九味，以水一斗，先煮麻黄，去沫，内诸药，煮取三升。强人服一升，羸者减之，日三服，小儿服四合。

【注释】

[1]水：指寒饮。

[2]缺盆：人体部位名，即锁骨上窝。

【原文】

附　方

《外台》炙甘草汤　治肺痿涎唾多，心中温温液液^[1]者。方见虚劳。

《千金》甘草汤

甘草

上一味，以水三升，煮减半，分温三服。

《千金》生姜甘草汤 治肺痿，咳唾涎沫不止，咽燥而渴。

生姜五两 人参三两[2] 甘草四两 大枣十五枚

上四味，以水七升，煮取三升，分温三服。

《千金》桂枝去芍药加皂荚汤 治肺痿吐涎沫。

桂枝三两 生姜三两 甘草二两 大枣十枚 皂荚二枚[3]，去皮子、炙焦

上五味，以水七升，微微火煮取三升，分温三服。

【注释】

[1] 温温液液：指恶心而泛泛欲吐。

[2] 三两：经元代邓珍及后世医家校对，此处为二两。

[3] 二枚：经元代邓珍及后世医家校对，此处为一枚。

【原文】

《外台》桔梗白散 治咳而胸满，振寒，脉数，咽干不渴，时出浊唾腥臭，久久吐脓如米粥者，为肺痈。

桔梗 贝母各三分 巴豆一分，去皮、熬、研如脂

上三味，为散，强人饮服半钱匕，羸者减之。病在膈上者吐脓血，膈下者泻出，若下多不止，饮冷水一杯则定。

《千金》韦茎汤 治咳有微热，烦满，胸中甲错[1]，是为肺痈。

韦茎二升 薏苡仁半升 桃仁五十枚 瓜瓣半升

上四味，以水一斗，先煮苇茎，得五升，去滓，内诸药，煮取二升，服一升，再服，当吐如脓。

【注释】

［1］胸中甲错：指胸部皮肤粗糙。

【原文】

肺痈，胸满胀[1]，一身面目浮肿，鼻塞清涕出，不闻香臭酸辛[2]咳逆，上气喘鸣迫塞[3]，葶苈大枣泻肺汤主之。方见上，三日一剂，可至三四剂，此先服小青龙汤一剂，乃进，小青龙方，见咳嗽门中。

【注释】

［1］胀：胁肋胀满。
［2］不闻香臭酸辛：鼻子闻不到气味。
［3］迫塞：咽喉拘急不利。

奔豚气病脉证治第八

论二首　方三首

本篇主要讨论奔豚气病的病因、辨证和治疗。奔豚气是一种发作性疾病，患者多系中年男女，以"气从少腹上冲咽喉，发作欲死，复还止"为其特征。在临床上分肾气奔豚和肝气奔豚两种类型。

【原文】

师曰：病有奔豚[1]，有吐脓[2]，有惊怖，有火邪，此四部[3]病，皆从惊发[4]得之。

【注释】

[1] 奔豚：疾病名。

[2] 脓：脓血。

[3] 部：种类。

[4] 发：发作，诱发。

【原文】

师曰：奔豚病，从少腹起，上冲咽喉，发作欲死，复还止[1]，皆从惊恐得之。

【注释】

[1] 复还止：复，又；还，如；止，病证缓解。

【原文】

奔豚气上冲胸[1]腹痛[2]，往来寒热，奔豚汤主之。

奔豚汤方

甘草　芎䓖　当归各二两　半夏四两　黄芩二两　生葛五两　芍药二两　生姜四两　甘李根白皮一升

上九味，以水二斗，煮取五升，温服一升，日三夜一服。

【注释】

[1]气上冲胸：浊气从少腹上逆心胸。

[2]腹痛：包括胃痛、心痛、胸痛等。

【原文】

发汗后，烧针[1]令其汗，针处被寒[2]，核起[3]而赤者，必发奔豚，气从小腹上至心，灸其核上各一壮[4]，与桂枝加桂汤主之。

桂枝加桂汤方

桂枝五两　芍药三两　甘草二两，炙　生姜三两　大枣十二枚

上五味，以水七升，微火煮取三升，去滓，温服一升。

【注释】

[1]烧针：即温针。

[2]被寒：被寒邪侵袭。

[3]核起：针孔有核状凸起。

[4]一壮：一次。

【原文】

发汗后，脐下悸者[1]，欲作奔豚，茯苓桂枝甘草大枣汤主之。

茯苓桂枝甘草大枣汤方

茯苓半斤　甘草二两，炙　大枣十五枚　桂枝四两

上四味，以甘澜水一斗，先煮茯苓减二升，内诸药，煮取三升，去滓，温服一升，日三服。甘澜水法：取水二斗，置大盆内，以杓[2]扬之，水上有珠子五六千颗相逐，取用之。

【注释】

[1] 脐下悸者：脐下肌肉筑筑然跳动。

[2] 杓：同"勺"。

胸痹心痛短气病脉证治第九

论一首　证一首　方十首

本篇主要讨论胸痹、心痛和短气的症状和治法，而以胸痹为主要内容。胸痹是以胸膺疼痛为主证。心痛是包括心区和心下部位的疼痛证。短气是指呼吸迫促的症状。由于胸痹和心痛多同时存在，短气又多是胸痹心痛的并发症，故合为一篇进行讨论。

【原文】

师曰：夫脉当取[1]太过不及，阳[2]微阴[3]弦，即胸痹而痛，所以然者，责其极虚也。今阳虚知在上焦，所以胸痹、心痛者，以其阴弦故也。

平人无寒热，短气不足以息者，实也。

【注释】

[1]取：辨别，观察。
[2]阳：即三部脉的寸脉。
[3]阴：即三部脉的尺脉。

【原文】

胸痹之病，喘息[1]咳唾，胸背痛，短气，寸口脉沉而迟，关上小紧数，栝楼薤白白酒汤主之。

栝楼薤白[2]白酒汤方

栝楼实一枚，捣　薤白半升　白酒七升

上三味，同煮，取二升，分温，再服。

【注释】

[1]喘息：指呼吸困难。

[2]薤（xiè械）白：中药名。为百合科植物小根蒜或薤的干燥鳞茎。

【原文】

胸痹不得卧，心痛彻背者，栝楼薤白半夏汤主之。

栝楼薤白半夏汤方

栝楼实一枚　薤白三两　半夏半升　白酒一斗

上四味同煮，取四升，温服一升，日三服。

胸痹，心中痞，留气[1]结在胸，胸满，胁下逆[2]抢[3]心，枳实薤白桂枝汤主之；人参汤亦主之。

枳实薤白桂枝汤方

枳实四枚　厚朴四两　薤白半斤　桂枝一两　栝楼一枚，捣

上五味，以水五升，先煮枳实、厚朴，取二升，去滓，内诸药，煮数沸，分温三服。

人参汤方

人参　甘草　干姜　白术各三两

上四味，以水八升，煮取三升，温服一升，日三服。

【注释】

[1]留气：浊气蕴结。

[2]逆：浊气逆行而上。

[3]抢：侵扰。

【原文】

胸痹，胸中气塞，短气，茯苓杏仁甘草汤主之，橘枳姜汤亦主之。

茯苓杏仁甘草汤方

茯苓三两　　杏仁五十个　　甘草一两

上三味，以水一斗，煮取五升，温服一升，日三服。不差更服。

橘枳姜汤方

橘皮一斤　　枳实三两　　生姜半斤

上三味，以水五升，煮取二升，分温再服。《肘后》《千金》云：治胸痹，胸中愊[1]愊如满，噎塞习习如痒，喉中涩唾，燥沫。

【注释】

[1] 愊（bì 必）：郁结；堵塞。

【原文】

胸痹缓[1]急[2]者，薏苡附子散主之。

薏苡附子散方

薏苡仁十五两　　大附子十枚，炮

上二味，杵为散，服方寸匕，日三服。

心中痞，诸逆心悬痛[3]，桂枝生姜枳实汤主之。

桂枝枳实汤方

桂枝三两　　生姜三两　　枳实五枚

上三味，以水六升，煮取三升，分温三服。

【注释】

［1］缓：症状处于缓解期。

［2］急：症状处于急性期。

［3］悬痛：形容疼痛如悬挂牵引。

【原文】

心痛彻背，背痛彻心，乌头赤石脂丸主之。

赤石脂丸方

蜀椒一两。一法：二分　乌头一分，炮　附子半两，炮。一法：一分　干姜一两。一法：一分　赤石脂一两。一法：二分

上五味，末之，蜜丸如桐子大，先食，服一丸，日三服。不知，稍加服。

九痛丸　治九种心痛[1]。

附子三两，炮　生狼牙一两，炙香　巴豆一两，去皮心熬研如脂　人参　干姜　吴茱萸各一两

上六味，末之，炼蜜丸，如桐子大，酒下，强人初服三丸，日三服，弱者二丸。

兼治卒中恶[2]，腹胀痛，口不能言；又治连年积冷，流注心胸痛，并冷肿上气，落马坠车，血疾等，皆主之。忌口如常法。

【注释】

［1］九种心痛：《备急千金要方·卷十三·心脏·心腹痛第六》："九种心痛：一虫心痛；二注心痛；三风心痛；四悸心痛；五食心痛；六饮心痛；七冷心痛；八热心痛，九去来心痛。"

［2］中恶：被恶邪所中伤。

腹满寒疝宿食病脉证第十

论一首　脉证十六条　方十四首

　　本篇主要讨论腹满、寒疝和宿食三种病证的病因、辨证和治疗。因这三种病证的病变部位皆在腹部，都与胃肠有关，故合并一篇进行讨论。腹满以腹部胀满为主证，在病情上有虚、实、寒、热的不同，实证、热证多责之胃；虚证、寒证多责之脾。寒疝是以腹痛为主证，在病因上多与寒气有关，故名寒疝。宿食就是伤食证。

【原文】

　　趺阳脉微弦，法当腹满，不满者，必便难，两胠[1]疼痛，此虚寒从下上也，以温药服之。

【注释】

　　[1] 胠（qū 区）：即腋下。

【原文】

　　病者腹满，按之不痛为虚，痛者为实，可下之。舌黄未下者，下之，黄自去。

　　腹满，时减复如故，此为寒，当与温药。

　　病者痿黄[1]，躁而不渴，胸中寒实，而利不止者死。

【注释】

［1］痿黄：指身黄而色偏于晦暗，而目无黄疸之色。

【原文】

寸口脉弦者，即胁下拘急而痛，其人啬啬恶寒[1]也。

夫，中寒家喜欠[2]，其人清涕出，发热色和[3]者，善嚏。

【注释】

［1］啬（sè 色）啬恶寒：形容恶寒严重。

［2］欠：身体的上部或者全部身体向前微倾。

［3］色和：形容面色正常。

【原文】

中寒，其人下利，以里虚也，欲嚏不能，此人肚中寒。一云痛。

夫瘦人绕脐痛，必有风冷[1]，谷气不行，而反下之，其气[2]必冲[3]，不冲者，心下则痞也。

【注释】

［1］风冷：被寒邪侵袭。

［2］气：正气。

［3］冲：指正气抗邪。

【原文】

病腹满，发热十日，脉浮而数，饮食如故，厚朴七物汤主之。

厚朴七物汤方

厚朴半斤　甘草三两　大黄三两　大枣十枚　枳实五枚　桂枝二两　生姜五两

上七味，以水一斗，煮取四升，温服八合，日三服。呕者，加半夏五合；下利，去大黄；寒多者，加生姜至半斤。

腹中寒气，雷鸣切痛，胸胁逆满，呕吐，附子粳米汤主之。

附子粳米汤方

附子一枚,炮　半夏半升　甘草一两　大枣十枚　粳米半升

上五味，以水八升，煮米熟汤成，去滓，温服一升，日三服。

痛而闭者，厚朴三物汤主之。

厚朴三物汤方

厚朴八两　大黄四两　枳实五枚

上三味，以水一斗二升，先煮二味，取五升，内大黄，煮取三升，温服一升。以利为度。

按之心下满痛者，此为实也，当下之，宜大柴胡汤。

大柴胡汤方

柴胡半斤　黄芩三两　芍药三两　半夏半升,洗　枳实四枚,炙　大黄二两　大枣十二枚　生姜五两

上八味，以水一斗二升，煮取六升，去滓，再煎，温服一升，日三服。

腹满不减，减不足言，当须下之，宜大承气汤。

大承气汤方

大黄四两,酒洗　厚朴半斤,去皮、炙　枳实五枚,炙　芒硝三合

上四味，以水一斗，先煮二物，取五升，去滓，内大黄，煮取二升，内芒硝，更上火微一二沸，分温再服，得下，余勿服。

心胸中大寒，痛，呕，不能饮食，腹中寒上冲，皮起出见有头足[1]，上下[2]痛而不可触近，大建中汤主之。

大建中汤方

蜀椒二合，去汗[3] 干姜四两 人参二两

上三味，以水四升，煮取二升，去滓，内胶饴一升，微火煎取一升半，分温，再服；如一炊顷，可饮粥二升，后更服，当一日食糜，温覆之。

【注释】

［1］头足：指有头有脚的怪状物，不柔和。

［2］上下：指上至心胸，下达脘腹。

［3］去汗：指炒出水分或油分。

【原文】

胁下偏痛，发热，其脉紧弦，此寒也，以温药下之，宜大黄附子汤。

大黄附子汤方

大黄三两 附子三枚，炮 细辛二两

上三味，以水五升，煮取二升，分温三服；若强人煮二升半，分温三服。服后如人行四五里，进一服。

寒气厥逆[1]，赤丸主之。

赤丸方

茯苓四两 乌头二两，炮 半夏四两，洗，一方用桂 细辛一两，《千金》作人参

上四味，末之，内真朱[2]为色，炼蜜丸如麻子大，先食酒饮下三丸，日再，夜一服；不知，稍增之，以知为度。

【注释】

[1] 厥逆：手足逆冷。
[2] 真朱：即朱砂。

【原文】

腹痛，脉弦而紧，弦则卫气不行，即恶寒，紧则不欲食，邪正相搏，即为寒疝。绕脐痛，若发则白汗[1]出，手足厥冷，其脉沉弦者，大乌头煎主之。

乌头煎方

乌头_{大者五枚，熬去皮不㕮咀}

上以水三升，煮取一升，去滓，内蜜二升，煎令水气尽，取二升，强人服七合，弱人服五合。不差，明日更服，不可一日再服。

【注释】

[1] 白汗：即冷汗。

【原文】

寒疝，腹中痛，及胁痛，里急[1]者，当归生姜羊肉汤主之。

当归生姜羊肉汤方

当归_{三两}　生姜_{五两}　羊肉_{一斤}

上三味，以水八升，煮取三升，温服七合，日三服。若寒多者，加生姜成一斤；痛多而呕者，加橘皮二两、白术一两。加生姜者，亦加水五升，煮取三升二合、服之。

【注释】

［1］里急：脘腹拘急、疼痛。

【原文】

寒疝，腹中痛，逆冷，手足不仁，若身疼痛，灸刺诸药不能治，抵当乌头桂枝汤主之。

乌头桂枝汤方

乌头

上一味，以蜜二斤，煎减半，去滓，以桂枝汤五合解之。得一升，后初服二合，不知，即服三合，又不知，复加至五合。其知者，如醉状，得吐者，为中病。

桂枝汤方

桂枝三两,去皮　芍药三两　甘草二两,炙　生姜三两　大枣十二枚

上五味锉，以水七升，微火煮取三升，去滓。

其脉数而紧，乃弦，状如弓弦，按之不移[1]。脉数弦者，当下其寒，脉紧大而迟者，必心下坚；脉大而紧者，阳[2]中有阴[3]，可下之。

【注释】

［1］按之不移：紧弦脉不揉合，僵硬。

［2］阳：指阳明。

［3］阴：指寒邪。

【原文】

附　方

《外台》乌头汤　治寒疝腹中绞痛，贼风入攻五脏，拘急不得转侧，发作有时，使人阴缩，手足厥逆。方见上。

《外台》柴胡桂枝汤方　治心腹卒中痛者。

柴胡四两　黄芩　人参　芍药　桂枝　生姜各一两半　甘草一两半夏二合半　大枣六枚

上九味，以水六升，煮取三升，温服一升，日三服。

《外台》走马汤　治中恶，心痛腹胀，大便不通。

杏仁二枚　巴豆二枚，去皮心、熬

上二味，以绵缠，槌令碎，热汤二合，捻取白汁[1]饮之，当下。老小量之。通治飞尸[2]鬼击[3]病。

【注释】

[1] 白汁：植物中的白色液体。

[2] 飞尸：《诸病源候论》云："飞尸者，其状令人心腹刺痛，气息喘急胀满，上冲心胸是也，此病发无由渐，忽然而至，疾如飞走，故谓之飞尸。"

[3] 鬼击：《外台秘要》引《诸病源候论》云："鬼击者，谓鬼厉之气击着于人也。"

【原文】

问曰：人病有宿食，何以别之？师曰：寸口脉浮而大，按之反涩[1]，尺中亦微而涩，故知有宿食，大承气汤主之。

脉数而滑者，实也，此有宿食，下之愈，宜大承气汤。

下利不饮食者，有宿食也，当下之，宜大承气汤。

大承气汤方　　见前痉病中。

【注释】

［1］按之反涩：指脉浮大兼涩。

【原文】

宿食在上脘[1]，当吐之，宜瓜蒂散。

瓜蒂散方

瓜蒂一分，熬黄　　赤小豆一分，煮

上二味，杵为散，以香豉七合，煮取汁，和散一钱匕，温服之。不吐者，少加之，以快吐为度而止。亡血及虚者不可与之。

脉紧如转索[2]无常者，有宿食也。

脉紧，头痛风寒，腹中有宿食不化也。一云寸口脉紧。

【注释】

［1］上脘：指胃脘上口贲门部。
［2］转索：转，扭转，旋转；索，绳索。

音释

穀，音谷，即谷也。几，音龄音介殊戛也。

金匮要略方论卷中

五脏风寒积聚病脉证并治第十一

论二首　脉证十七条　方二首

本篇论述五脏中风、中寒、真脏脉象、五脏病、三焦病及积聚和藁气等疾患。这是以五脏为纲，对杂病进行分类的一种方法，五脏的中风证和中寒证，既可以由外来的风邪或寒邪所引起，也可以由机体本身的阴虚或阳虚所导致。篇中只有肝着、肾着、脾约三个疾病，论述的比较详细，有证有方，实用价值较大。

【原文】

肺中风者，口燥而喘，身运[1]而重，冒而肿胀。

肺中寒，吐浊涕。

肺死脏[2]，浮[3]之虚，按之弱如葱叶，下无根者，死。

肝中风者，头目瞤，两胁痛，行常伛，令人嗜甘。

【注释】

[1] 身运：指身体颤抖。

[2] 死脏：指病情危重。

[3] 浮：轻取。

【原文】

肝中寒者，两臂不举，舌本燥，喜太息[1]，胸中痛，不得转侧，食则吐而汗出也。《脉经》《千金》云："时盗汗，咳，食已吐其汁。"

肝死脏，浮之弱，按之如索[2]不来[3]，或曲如蛇行者，死。

【注释】

[1]太息：指吸气、呼气过深。

[2]索：即转索，绳子。

[3]不来：指脉行不流畅。

【原文】

肝着[1]，其人常欲蹈其胸上[2]，先未苦时[3]，但欲饮热，旋覆花汤主之。臣亿等校诸本旋覆花汤方，皆同。

心中风者，翕[4]翕发热，不能起，心中饥[5]，食即呕吐。

【注释】

[1]肝着：病名。着，积也。指肝脏气血郁结。

[2]其人常欲蹈其胸上：指病人常常叩按胸部。

[3]未苦时：指疾病尚未发作之时。

[4]翕（xī 西）：轻微。

[5]心中饥：指胃中有饥饿感。

【原文】

心中寒者，其人苦病心如啖蒜状[1]，剧者，心痛彻背，背痛彻心，譬如蛊注[2]。其脉浮者，自吐乃愈。

心伤者，其人劳倦，即头面赤而下重[3]，心中痛而自烦，发热，当脐跳[4]，其脉弦，此为心脏伤所致也。

【注释】

[1] 如啖蒜状：如同吃了大蒜般辣心。

[2] 蛊（gǔ古）注：病名，如同虫子蛀心般疼痛。

[3] 下重：形容下肢沉重。

[4] 脐跳：指肚脐周围肌肉跳动。

【原文】

心死脏[1]，浮之实，如麻豆，按之益躁疾者，死。

邪哭[2]，使魂魄不安者，血气少也；血气少者，属于心，心气虚者，其人则畏，合目欲眠，梦远行[3]而精神离散，魂魄妄行。阴气衰者为癫，阳气衰者为狂。

【注释】

[1] 心死脏：心病危证。

[2] 邪哭：各种致病因素导致的情绪异常。

[3] 梦远行：梦中逍遥自在。

【原文】

脾中风者，翕翕发热，形如醉人，腹中烦重，皮目瞤瞤[1]而短气。

脾死脏，浮之大坚，按之如覆杯，洁洁[2]状如摇者[3]，死。

臣亿等，详五脏各有中风中寒，今脾只载中风，肾中风中寒俱不载者，以古文简乱极多，去古既远，无文可以补缀也。

【注释】

[1]皮目𥆧𥆧：指皮肤眼睑颤动。

[2]洁洁：形容里面空无所有的样子。

[3]状如摇者：指体态晃动。

【原文】

跌阳脉浮而涩，浮则胃气强，涩则小便数，浮涩相搏，大便则坚，其脾为约[1]，麻子仁丸主之。

麻子仁丸方

麻子仁二升　芍药半斤　枳实一斤　大黄一斤　厚朴一尺　杏仁一升

上六味，末之，炼蜜，和丸，梧子大，饮服十丸，日三，以知为度。

【注释】

[1]脾为约：脾约证。胃强脾弱，脾行津液的功能被胃约束，导致脾阴不足。

【原文】

肾著[1]之病，其人身体重，腰中冷，如坐水中，形[2]如水状，反不渴，小便自利，饮食如故，病属下焦，身劳汗出，衣一作表里冷湿，久久得之[3]，腰以下冷，痛腹，重如带五千钱，甘姜苓术汤主之。

甘草干姜茯苓白术汤方

甘草二两　白术二两　干姜四两　茯苓四两

上四味，以水五升，煮取三升，分温三服，腰中即温。

【注释】

[1]著：留结。

[2]形：指形体。

[3]久久得之：日久则患病。

【原文】

肾死脏，浮之坚，按之乱如转丸，益下入尺中[1]者死。

问曰：三焦竭[2]部，上焦竭善噫[3]，何谓也？师曰：上焦受中焦气未和[4]，不能消谷，故能噫耳。下焦竭，即遗溺[5]失便[6]，其气不和，不能自禁制，不须治，久则愈。

【注释】

[1]下入尺中：向下延伸到尺脉中部。

[2]竭：虚弱。

[3]噫（yì意）：指叹息。

[4]未和：未能调和。

[5]遗溺：指小便失禁。

[6]失便：指大便失禁。

【原文】

师曰：热在上焦者，因咳为肺痿；热在中焦者，则为坚[1]；热在下焦者，则尿血，亦令淋秘不通[2]。大肠有寒者，多鹜溏[3]；有热者，便肠垢[4]。小肠有寒者，其人下重[5]，便血；有热者，必痔。

【注释】

[1] 坚：指坚硬。

[2] 淋秘不通：小便淋沥，大便秘结。

[3] 鹜（wù 物）溏：如鸭之泄稀。

[4] 便肠垢：大便中有肠中黏腻的垢。

[5] 重：后重下坠。

【原文】

问曰：病有积、有聚、有䅽气[1]，何谓也？师曰：积者，脏病也，终不移；聚者，腑病也，发作有时，展转痛移为可治[2]；䅽气者，胁下痛，按[3]之则愈，复发为䅽气。诸积大法[4]，脉来细而附骨[5]者，乃积也。寸口，积在胸中；微出寸口，积在喉中；关上，积在脐旁，上关上[6]，积在心下；微下关[7]，积在少腹；尺中，积在气冲[8]。脉出左，积在左；脉在右，积在右，脉两出积在中央，各以其部处之。

【注释】

[1] 䅽气：病变部位在脾胃，即饮食积滞。

[2] 为可治：指这一类病是可以治疗的。

[3] 按：指按摩。

[4] 大法：辨证的基本方法。

[5] 脉来细而附骨：即脉沉细，要重按至骨才能摸到。

[6] 上关上：指关脉的上部。

[7] 微下关：指关脉的下部。

[8] 气冲：足阳明胃经腧穴之一。

痰饮咳嗽病脉证并治第十二

论一首　脉证二十一条　方十八首

本篇主要讨论痰饮病的分类、辨证和治疗。咳嗽是痰饮病的一个症状，本篇专指由痰饮所致的咳嗽，其他原因所致的咳嗽则不属本篇的范围。痰饮有广义和狭义两种，本篇指广义的痰饮。痰饮病又分四种类型，即痰饮、悬饮、溢饮和支饮，这四饮之一的痰饮即是狭义的痰饮。痰饮的形成，主要是脾、肺、肾三脏阳气衰微，水饮潴留于局部所致。

【原文】

问曰：夫饮有四，何谓也？

师曰：有痰饮，有悬饮，有溢饮，有支饮。

问曰：四饮何以为异？

师曰：其人素盛，今瘦，水走肠间，沥沥有声，谓之痰饮。饮后水流在胁下，咳唾引痛，谓之悬饮。饮水流行[1]，归于四肢，当汗出而不汗出，身体疼重，谓之溢饮。咳逆倚息[2]，短气不得卧，其形如肿，谓之支饮。

【注释】

[1] 饮水流行：饮水浸淫肆虐。

[2] 倚息：指呼吸困难。

【原文】

水在心，心下坚筑[1]，短气，恶水不欲饮。

水在肺，吐涎沫，欲饮水。

水在脾，少气身重。

水在肝，胁下支满，嚏而痛。

水在肾，心下悸。

夫心下有留饮，其人背寒冷如手大。

留饮者，胁下痛引缺盆，咳嗽则辄已[2]。一作转甚。

【注释】

[1] 坚筑：筑，即杵。坚实有力地杵动。

[2] 辄（zhé 折）已：指病情加重。

【原文】

胸中有留饮，其人短气而渴，四肢历节痛。脉沉者，有留饮。

膈[1]上病痰，满[2]喘咳吐，发则寒热，背痛腰疼，目泣自出[3]，其人振振身眩[4]剧，必有伏饮。

夫病人饮水多，必暴[5]喘满。凡食少饮多，水停心下。甚者则悸，微者短气。

【注释】

[1] 膈：指胸膈。

[2] 满：心胸满闷。

[3] 目泣自出：眼泪自行溢出。

［4］身眴：指身体颤动不稳。

［5］暴：突然。

【原文】

脉双弦[1]者，寒也，皆大下[2]后善虚。脉偏弦[3]者，饮也。

肺饮不弦，但苦喘短气。

支饮亦喘而不能卧，加短气，其脉平也。

病痰饮者，当以温药和之。

【注释】

［1］双弦：两手的脉都弦。

［2］大下：当用下而不应用大下。

［3］偏弦：一只手的脉弦。

【原文】

心下有痰饮，胸胁支满，目眩，苓桂术甘汤主之。

茯桂术甘汤方

茯苓四两　桂枝三两　白术三两　甘草二两

上四味，以水六升，煮取三升，分温三服，小便则利。

夫短气，有微饮[1]，当从小便去之，苓桂术甘汤主之；方见上。肾气丸亦主之。方见脚气中。

【注释】

［1］微饮：指正虚为甚，饮结为微。

【原文】

病者脉伏，其人欲自利，利反快[1]，虽利，心下续[2]坚满，此为留饮欲去故也，甘遂半夏汤主之。

甘遂半夏汤方

甘遂_{大者三枚}　半夏_{十二枚，以水一升，煮取半升，去滓}　芍药_{五枚}　甘草_{如指大一枚，炙，一本作无}

上四味，以水二升，煮取半升，去滓，以蜜半升，和药汁煎，取八合，顿服之。

脉浮而细滑，伤[3]饮。

脉弦数，有寒饮，冬夏难治。

脉沉而弦者，悬饮内痛。

【注释】

[1] 利反快：大便溏泄急迫。

[2] 续：仍然。

[3] 伤：患。

【原文】

病悬饮者，十枣汤主之。

十枣汤方

芫花_熬　甘遂　大戟_{各等分}

上三味，捣筛，以水一升五合，先煮肥大枣十枚，取九合[1]，去滓，内药末。强人服一钱匕，羸人服半钱，平旦温服之；不下者，明日更加半钱，得快下后，糜粥自养。

【注释】

［1］九合：经元代邓珍及后世医家校对，此处为八合。

【原文】

病溢饮者，当发其汗，大青龙汤主之，小青龙汤亦主之。

大青龙汤方

麻黄_{六两，去节} 桂枝_{二两，去皮} 甘草_{二两，炙} 杏仁_{四十个，去皮尖} 生姜_{三两，切} 大枣_{十二枚} 石膏_{如鸡子大，碎}

上七味，以水九升，先煮麻黄，减二升，去上沫，内诸药，煮取三升，去滓，温服一升，取微似汗。汗多者，温粉[1]粉之。

小青龙汤方

麻黄_{三两，去节} 芍药_{三两} 五味子_{半升} 干姜_{三两} 甘草_{三两，炙} 细辛_{三两} 桂枝_{三两，去皮} 半夏_{半升，洗}

上八味，以水一斗，先煮麻黄，减二升，去上沫，内诸药，煮取三升，去滓，温服一升。

【注释】

［1］温粉：是一首以白术、藁（gǎo 搞）本、川芎、白芷等组成的方剂。

【原文】

膈间支饮，其人喘满，心下痞坚，面色黧黑，其脉沉紧，得之数十日，医吐下之不愈，木防己汤主之。虚者即愈，实者三日[1]复发，复与不愈者，宜木防己汤去石膏，加茯苓芒硝汤主之。

术防己[2]汤方

术防己三两 石膏十二枚鸡子大 桂枝二两 人参四两

上四味，以水六升，煮取二升，分温再服。

术防己加茯苓芒硝汤方

术防己二两 桂枝二两 人参四两 芒硝三合 茯苓四两

上五味，以水六升，煮取二升，去滓，内芒硝，再微煎，分温再服，微利则愈。

【注释】

[1] 三日：可作数日解。

[2] 术防己：此处及以下均为木防己。

【原文】

心下有支饮，其人苦冒眩[1]，泽泻汤主之。

泽泻汤方

泽泻五两 白术二两

上二味，以水二升，煮取一升，分温再服。

支饮胸满者，厚朴大黄汤主之。

厚朴大黄汤方

厚朴一尺 大黄六两 枳实四枚

上三味，以水五升，煮取二升，分温再服。

【注释】

[1] 眩：指头晕目眩。

【原文】

支饮不得息[1]，葶苈大枣泻肺汤主之。方见肺痈中。

呕家本渴，渴者为欲解[2]；今反不渴，心下有支饮故也，小半夏汤主之。《千金》云，小半夏加茯苓汤。

小半夏汤方

半夏一升　生姜半斤

上二味，以水七升，煮取一升半，分温再服。

腹满，口舌干燥，此肠间有水气，己椒苈黄丸主之。

己椒苈黄丸方

防己　椒目　葶苈熬　大黄各一两

上四味，末之，蜜丸如梧子大，先食饮服一丸，日三服，稍增，口中有津液。渴者，加芒硝半两。

【注释】

[1] 不得息：指呼吸困难，胸中憋闷。

[2] 渴者为欲解：口渴为饮邪将要排解出去。

【原文】

卒呕吐，心下痞，膈间有水，眩悸者，半夏加茯苓汤主之。

小半夏加茯苓汤方

半夏一升　生姜半斤　茯苓三两。一法：四两

上三味，以水七升，煮取一升五合，分温再服。

假令瘦人，脐下有悸，吐涎沫而癫[1]眩，此水也，五苓散主之。

五苓散方

泽泻_{一两一分} 猪苓_{三分，去皮} 茯苓_{三分} 白术_{三分} 桂[2]_{二分，去皮}

上五味，为末，白饮[3]服方寸匕，日三服，多饮暖水，汗出愈。

【注释】

[1] 癫：指精神错乱，神志不清。

[2] 桂：指桂枝。

[3] 白饮：在这里指米汤。

【原文】

附　方

《外台》茯苓饮　治心胸中有停痰宿水，自吐出水后，心胸间虚气，满不能食[1]，消痰气，令能食。

茯苓　人参　白术_{各三两}　枳实_{二两}　橘皮_{二两半}　生姜_{四两}

上六味，水六升，煮取一升八合，分温三服，如人行八九里，进之。

【注释】

[1] 满不能食：吐之则上，气因此上逆，积于胸中，是谓虚，气满则不能食。

【原文】

咳家，其脉弦，为有水，十枣汤主之。_{方见上。}

夫有支饮[1]家，咳烦，胸中痛者，不卒死，至一百日一岁[2]，宜十枣汤。方见上。

【注释】

[1]支饮：是指以咳喘胸满不得卧，痰清稀，白沫量多，面浮肢肿，平素伏而不作，每遇寒即发，身有寒热，背痛，身痛，舌淡体胖有齿痕，苔白滑或白腻，脉紧为主要表现的疾病。

[2]不卒死，至一百日一岁：明代赵以德注："今支饮上入于阳，动肺则咳，动心则烦，搏击膈气则痛。若阳虚不禁其阴之所逼者，荣卫绝而身亡，为之猝死矣。不猝死，尤延岁月，则其阳不甚虚，乃水入于肺，子乘母气所致也。"

【原文】

久咳数岁，其脉弱者，可治；实大数者，死[1]。其脉虚者，必苦冒[2]，其人本有支饮在胸中故也，治属饮家。

咳逆，倚息不得卧，小青龙汤主之。方见上文肺痈中。

【注释】

[1]实大数者，死：实大数表明邪盛正虚，故死。

[2]冒：瞑眩、黑花、昏晕等。痰湿浊饮上溢于胸中，气逆上冲故也。

【原文】

青龙汤下已，多唾口燥[1]，寸脉沉，尺脉微[2]，手足厥逆，气从小腹上冲胸咽，手足痹[3]，其面翕热如醉状，因复下流阴股，小便难，时复冒者[4]，与茯苓桂枝五味甘草汤，治其气冲。

桂苓五味甘草汤方

茯苓四两　桂枝四两, 去皮　甘草三两, 炙　五味子半升

上四味，以水八升，煮取三升，去滓，分三，温服。

【注释】

[1] 多唾口燥：青龙汤功效显现，是饮去的征兆。

[2] 寸脉沉，尺脉微：寸脉沉表示支饮欲去不能，尺脉微表示正阳虚于下，因此手足厥逆。

[3] 手足痹：血虚，因此手足痹。

[4] 时复冒者：卫气扰动支饮。

【原文】

冲气即低，而反更咳[1]，胸满者，用桂苓五味甘草汤，去桂加干姜、细辛，以治其咳满。

苓甘五味姜辛汤

茯苓四两　甘草三两　干姜三两　细辛三两　五味半升

上五味，以水八升，煮取三升，去滓，温服半升，日三[2]。

【注释】

[1] 而反更咳：肺中寒饮续出。

[2] 日三：此处为日三服。

【原文】

咳满即止，而更复渴，冲气复发者，以细辛、干姜为热药也。服之当遂渴，而渴反止者，为支饮也。支饮者，法当冒，冒者[1]必呕，呕者复内半夏，以去其水。

桂苓五味甘草去桂加姜辛夏汤方

茯苓四两　甘草二两　细辛二两　干姜二两　五味子　半夏各半升

上六味，以水八升，煮取三升，去滓，温服半升，日三。

【注释】

［1］冒者：即前条时复冒之，加重者也。

【原文】

水去呕止，其人形肿者，加杏仁主之。其证应内麻黄，以其人遂痹，故不内之[1]。若逆而内之者，必厥。所以然者，以其人血虚，麻黄发其阳故也。

茯苓甘草五味姜辛汤方

茯苓四两　甘草三两　五味半升　干姜三两　细辛三两　半夏半升　杏仁半升，去皮尖

上七味，以水一斗，煮取三升，去滓，温服半升，日三。

【注释】

［1］不内之：表水非麻黄不能除，麻黄与杏仁功效相似，性有紧缓之别。因血虚，若用麻黄亡其阳，则痹证和厥证更甚。

【原文】

若面热如醉，此为胃热上冲，熏其面，加大黄以利之。

茯甘姜味辛夏仁黄汤方

茯苓四两　甘草三两　五味半升　干姜三两　细辛三两　半夏半升　杏仁半升　大黄三两

上八味，以水一斗，煮取三升，去滓，温服半升，日三。

先渴后呕，为水停心下[1]，此属饮家，小半夏茯苓汤主之。方见上。

【注释】

[1] 先渴后呕，为水停心下：本无呕，但因渴而饮水，水多不下，故呕。

消渴小便利淋病脉证并治第十三

脉证九条　方六首

本篇主要论述消渴、小便不利和淋病三种病证，都涉及口渴和小便的变化，因此合为一篇。《外台秘要》引《古今录验》论云："消渴病有三。一渴而饮水多，小便数，无脂似麸片甜者，皆是消渴病也。二吃食多，不甚渴，小便少，似有油而数者，此是消中病也。三渴饮水不能多，但腿肿，脚先瘦小，阴痿弱，数小便者，此是肾消病也。"小便不利在许多疾病中均可出现。淋病的主证是小便淋沥不通，频数，疼痛。常分为膏淋、石淋、血淋、气淋、劳淋。

【原文】

厥阴之为病，消渴[1]，气上冲心，心中疼热，饥而不欲食，食即吐，下之不肯止。

【注释】

[1] 消渴：饮水多而小便少。

【原文】

寸口脉浮而迟，浮[1]即为虚，迟即为劳，虚则卫气不足，劳则荣气竭。趺阳脉浮而数，浮即为气，数即为消，谷而大坚—作紧，气盛则溲数，溲数即坚[2]，坚数相搏[3]，即为消渴。

【注释】

[1]浮：浮而有力为风，浮而无力为虚。

[2]溲（sōu 搜）数即坚：小便数，大便硬。谷消热盛，水偏盛于膀胱，因此小便数，大便硬。

[3]坚数相搏：溲数伤阴，便坚即热不为溲解，阳亢阴亡，故名相搏。

【原文】

男子[1]消渴，小便反多，以饮一斗，小便一斗，肾气丸主之。方见脚气中。

【注释】

[1]男子：清代沈明宗注："房劳伤肾，火旺水亏而成消渴者。"

【原文】

脉浮，小便不利，微热消渴者，宜利小便、发汗，五苓散主之。方见上。

渴欲饮水，水入则吐者[1]，名曰水逆，五苓散主之。方见上。

【注释】

[1]渴欲饮水，水入则吐者：清代尤在泾注："热已消而水不行，则逆而成呕，乃消渴之变证。"

【原文】

渴欲饮水，不止者，文蛤散主之。

文蛤散方

文蛤五两

上一味，杵为散，以沸汤五合，和服，方寸匕。

淋之为病，小便如粟状[1]，小腹弦急，痛引脐中[2]。

趺阳脉数，胃中有热，即消谷引食，大便必坚，小便即数。

【注释】

[1]小便如粟状：小便点滴而出，如粟屑状。

[2]小腹弦急，痛引脐中：病在肾与膀胱。明代赵以德注："脐中者，两肾间，膀胱上口也。"

【原文】

淋家不可发汗，发汗则必便血。

小便不利者，有水气，其人若渴，用栝楼瞿麦丸主之。

栝楼瞿麦丸方

栝楼根二两　茯苓三两　薯蓣三两　附子一枚,炮　瞿麦一两

上五味，末之，炼蜜丸，梧子大，饮服三丸，日三服。不知，增至七八丸，以小便利，腹中温为知。

小便不利，蒲灰散主之[1]，滑石白鱼散[2]、茯苓戎盐汤[3]并主之。

蒲灰散方

蒲灰七分　滑石三分

上二味，杵为散，饮服方寸匕，日三服。

滑石白鱼散方

滑石二分   乱发二分, 烧   白鱼二分

上三味, 杵为散, 饮服方寸匕[4], 日三服。

茯苓戎盐汤方

茯苓半斤   白术二两   戎盐弹丸大一枚

上三味[5]。

【注释】

[1]蒲灰散主之: 清代曹颖甫注:"所谓蒲灰散主之者, 湿胜热郁之证也。"

[2]滑石白鱼散: 清代曹颖甫注:"滑石白鱼散, 为水与血并结膀胱之方治也。"

[3]茯苓戎盐汤: 清代曹颖甫注:"茯苓戎盐汤, 为膏淋血淋阻塞水道通治之方也。"

[4]方寸匕: 经元代邓珍及后世医家校对, 此处为半钱匕。

[5]上三味: 原文此处无煎法, 经元代邓珍及后世医家校对, 补充: 先将茯苓、白术煎成, 入戎盐, 再煎, 分温三服。

【原文】

渴欲饮水, 口干舌燥者, 白虎加人参汤主之。方见中暍中。

脉浮, 发热, 渴欲饮水, 小便不利者, 猪苓汤主之。

猪苓汤方

猪苓去皮   茯苓   阿胶   滑石   泽泻各一两

上五味, 以水四升, 先煮四味, 取二升, 去滓, 内胶烊[1]消, 温服七合, 日三服。

【注释】

[1] 烊（yáng 阳）：烊化，烊化是中药入汤剂的方法之一。将胶类药物放入水中或加入少许黄酒蒸化或放入已煎好的药液中溶化，再倒入已煎好的药液中和匀内服。

水气病脉证并治第十四

论七首　脉证五条　方八首

本篇主要讨论水气病的病因、病机、辨证和治疗。水气，即水肿。本篇分为风水、皮水、正水、石水和黄汗五种类型。《灵枢·水胀》云："水始起也，目窠上微肿，如新卧起之状，其颈脉动，时咳，阴股间寒，足胫肿，腹乃大，其水已成矣。以手按其腹，随手而起，如裹水之状，此其候也。"

【原文】

师曰：病有风水[1]、有皮水[2]、有正水[3]、有石水[4]、有黄汗[5]。风水，其脉自浮，外证，骨节疼痛，恶风；皮水，其脉亦浮，外证，胕肿[6]，按之没指，不恶风，其腹如鼓，不渴，当发其汗；正水，其脉沉迟，外证，自喘；石水，其脉自沉，外证，腹满不喘；黄汗，其脉沉迟，身发热，胸满，四肢头面肿，久不愈，必致痈脓。

脉浮而洪，浮则为风，洪则为气[7]，风气相搏，风强则为隐疹，身体为痒，痒为泄风，久为痂癞[8]。气强则为水，难以俯仰[9]。风气相击，身体洪肿，汗出乃愈，恶风则虚，此为风水。不恶风者，小便通利，上焦有寒，其口多涎，此为黄汗。

【注释】

［1］风水：内有水气，外感风邪。病在表。

［2］皮水：内有水气，皮受湿邪。病在表。

［3］正水：水在上之病也。病在里。

［4］石水：水在下之病也。病在里。《素问·阴阳别论》曰："阴阳结斜，多阴少阳曰石水。"

［5］黄汗：病水身黄，汗出如柏汁。

［6］胕（fú 浮）肿：即水肿。《素问·水热穴论》曰："上下溢于皮肤，故为胕肿，胕肿者，聚水而生病也。"

［7］洪则为气：水气病因气郁不通，因此脉象为洪。

［8］痂（jiā 加）癞（lài 赖）：一种皮肤病。

［9］难以俯仰：即现在所说的支饮，喘不得卧。

【原文】

寸口脉沉滑者，中有水气，面目肿大，有热，名曰风水。视人之目裹[1]上微拥，如蚕新卧起状，其颈脉动[2]，时时咳[3]，按其手足上，陷而不起者，风水。

【注释】

［1］目裹（guǒ 果）：眼睑，包括上下眼胞。

［2］颈脉动：风水上凑因而颈脉动。

［3］时时咳：水入于肺。

【原文】

太阳病，脉浮而紧，法当骨节疼痛，反不疼，身体反重而酸[1]，其人不渴，汗出即愈，此为风水。恶寒者，此为极虚，发汗得之。渴而不恶寒者，此为皮水。身肿而冷，状如周痹[2]，胸中窒，不能食，反聚痛，暮躁不得眠[3]，此为黄汗，痛在骨节。咳而喘，不渴者，此为脾胀，其状如肿，发汗即愈。然诸病此者，渴而下利，小便数者，皆不可发汗。

【注释】

［1］身体反重而酸：风与水合而成病，流注于关节则骨节疼痛，浸淫于肌体则骨节不疼而身体酸重。

［2］周痹：病名。是风寒湿气病的一种。主要表现为肌肉游走痛、时而发热、时而发寒。参见《灵枢·周痹》。

［3］反聚痛，暮躁不得眠：热为寒郁，寒甚于暮，因此暮躁不得眠。

【原文】

里水^[1]者，一身面目黄肿，其脉沉，小便不利，故令病水。假如小便自利，此亡津液，故令渴也。越婢加术汤主之。方见下。

跗阳脉当伏，今反紧，本自有寒疝，瘕^[2]，腹中痛，医反下之，下之即胸满短气。

跗阳脉当伏，今反数，本自有热，消谷，小便数，今反不利，此欲作水。

【注释】

［1］里水：水从里积。《素问·阴阳别论》曰："三阴结谓之水。"

［2］疝（shàn 善），瘕（jiǎ 假）：痛症病，《素问·玉机真脏论》："……疝瘕，少腹冤热而痛，出白，一名曰蛊。"疝即疝痛，瘕即疝痛发作时小腹部出现似包块样物。

【原文】

寸口脉浮而迟，浮脉则热，迟脉则潜[1]，热潜相搏，名曰沉。趺阳脉浮而数，浮脉即热，数脉即止，热止相搏，名曰伏。沉伏相搏，名曰水。沉则络脉虚[2]，伏则小便难，虚难相搏，水走皮肤，即为水矣。

【注释】

[1]迟脉则潜：元气潜于下则为迟脉。
[2]络脉虚：络脉虚则身冷无汗。

【原文】

寸口脉弦而紧，弦则卫气不行，即恶寒，水不沾流，走于肠间[1]。

【注释】

[1]水不沾流，走于肠间：肺的治节功能失调，不能正常输布水液，故水不沾流，走于肠间。走于肠间为水气病变之一。

【原文】

少阴脉紧而沉，紧则为痛，沉则为水，小便即难。脉得诸沉，当责有水，身体肿重。水病脉出者死[1]。

【注释】

[1]水病脉出者死：水气病脉搏突然转变为"虚浮"之象。清代尤在泾注："若水病而脉出，则真气反出邪水之上，根本脱离

而病气独盛，故死。出与浮迥异，浮者盛于上而弱于下，出则上有而下绝无也。"

【原文】

夫水病人，目下有卧蚕，面目鲜泽[1]，脉伏，其人消渴。病水腹大[2]，小便不利，其脉沉绝者，有水，可下之。

【注释】

[1] 目下有卧蚕，面目鲜泽：《素问·评热病论》曰："诸有水气者，微肿先见于目下也。"清代曹颖甫注："水困脾阳，必见于所主之部分，目胞及腹，皆足太阴所主，故目下有卧蚕而腹大，目鲜泽者，水之标，小便不利者，水之本，消渴者，水外浮而内竭，且水寒不能化气故也。"

[2] 病水腹大：《医宗金鉴》云："腹者，至阴脾也，故病水必腹大也。"

【原文】

问曰：病下利后，渴饮水，小便不利，腹满因肿[1]者，何也？答曰：此法当病水，若小便自利及汗出者，自当愈。

【注释】

[1] 因肿：《脉经》卷八作"阴肿"，宜从。

【原文】

心水者，其身重而少气，不得卧，烦而躁，其人阴肿。

肝水者，其腹大，不能自转侧，胁下腹痛，时时津液微生，小便续通。

肺水者，其身肿，小便难，时时鸭溏[1]。

【注释】

[1]鸭溏：水粪相杂，青黑如鸭粪。《医宗金鉴》云："赵良曰：肺主皮毛，行荣卫，与大肠合，今有水病，则水充满皮肤。肺本通调水道，下输膀胱，为尿溺，今既不通，水不得自小便出，反从其合，与糟粕混，成鸭溏也。"

【原文】

脾水者，其腹大，四肢苦重，津液不生，但苦少气，小便难。

肾水者，其腹大，脐肿腰痛，不得溺，阴下湿如牛鼻上汗，其足逆冷，面反瘦。

师曰：诸有水者，腰以下肿，当利小便，腰以上肿，当发汗乃愈。

师曰：寸口脉沉而迟，沉则为水，迟则为寒，寒水相搏，趺阳脉伏，水谷不化，脾气衰则鹜溏[1]，胃气衰则身肿。少阳脉卑[2]，少阴脉细[3]，男子则小便不利，妇人则经水不通。经为血，血不利则为水，名曰血分[4]。

【注释】

[1]鹜溏：又称鸭溏、鹜泄。出自《素问·至真要大论》。

[2]少阳脉卑：清代尤在泾注："脾胃衰则少阳脉卑而生气不荣。"

[3]少阴脉细：清代尤在泾注："少阴脉细而地道不通。"

[4]血分：《脉经》云："问曰：病有血分，何谓也？师曰：

经水前断，后病水，名曰血分，此病为难治。问曰：病有水分，何谓也？师曰：先病水，后经水断，名曰水分，此病易治。"

【原文】

问曰：病者苦水，面目身体四肢皆肿，小便不利，脉之，不言水，反言胸中痛，气上冲咽，状如炙肉[1]，当微咳喘，审如师言，其脉何类？

师曰：寸口脉沉而紧，沉为水，紧为寒，沉紧相搏，结在关元，始时当微，年盛不觉，阳衰之后，荣卫相干，阳损阴盛，结寒微动，肾气上冲，喉咽塞噎，胁下急痛。医以为留饮而大下之，气击不去，其病不除。后重吐之，胃家虚烦，咽燥欲饮水，小便不利，水谷不化，面目手足浮肿。又与葶苈丸下水，当时如小差，食饮过度，肿复如前，胸胁苦痛，象若奔豚，其水扬溢，则浮咳喘逆。当先攻击冲气，令止，乃治咳；咳止，其喘自差。先治新病，病当在后[2]。

【注释】

[1] 炙肉：形容咽中的窒塞感。
[2] 病当在后：本病当放在最后治疗。

【原文】

风水，脉浮身重，汗出恶风者，防己黄芪汤主之。腹痛加芍药。

防己黄芪汤方

防己一两　黄芪一两一分　白术三分　甘草半两，炙

上锉，每服五钱匕，生姜四片，枣一枚，水盏半，煎取八

分，去滓，温服，良久再服。

风水，恶风，一身悉肿，脉浮不渴，续自汗出，无大热，越婢汤主之。

越婢汤方

麻黄六两　石膏半斤　生姜三两　大枣十五枚　甘草二两

上五味，以水六升，先煮麻黄，去上沫，内诸药，煮取三升，分温三服。恶风者，加附子一枚，炮。

风水加术四两。《古今录验》

皮水为病，四肢肿，水气在皮肤中，四肢聂聂动[1]者，防己茯苓汤主之。

防己茯苓汤方

防己三两　黄芪三两　桂枝三两　茯苓六两　甘草二两

上五味，以水六升，煮取二升，分温三服。

【注释】

[1] 聂聂动：与瞤动相同，即肌肉跳动。

【原文】

里水[1]，越婢加术汤主之；甘草麻黄汤亦主之。

越婢加术汤方见上，于内加白术四两，又见脚气中。

甘草麻黄汤方

甘草二两　麻黄四两

上二味，以水五升，先煮麻黄，去上沫，内甘草，煮取三升，温服一升，重覆汗出，不汗，再服。慎风寒。

【注释】

［1］里水:《医宗金鉴》云:"里水之里字,当是皮字,岂有里水而用麻黄之理? "可知此处应为皮水。

【原文】

水之为病,其脉沉小[1],属少阴;浮者为风;无水虚胀者,为气。水,发其汗即已,脉沉者,宜麻黄附子汤;浮者,宜杏子汤。

麻黄附子汤方

麻黄三两　甘草二两　附子一枚, 炮

上三味,以水七升,先煮麻黄,去上沫,内诸药,煮取二升半,温服八分,日三服。

杏子汤方未见,恐是麻黄杏仁甘草石膏汤。

【注释】

［1］脉沉小:清代曹颖甫注:"此时水邪未经泛滥,溢入回肠而下利,故但见脉小而不见微细。"

【原文】

厥而皮水[1]者,蒲灰散主之。方见消渴中。

【注释】

［1］厥而皮水:水邪外盛,阻隔阳气而不能行于四肢。

【原文】

问曰：黄汗之为病，身体肿，一作重。发热汗出而渴，状如风水，汗沾衣色，正黄如药汁，脉自沉，何从得之？

师曰：以汗出入水中浴，水从汗孔入得之，宜芪芍桂酒汤主之。

黄芪芍桂苦酒汤方

黄芪五两　芍药三两　桂枝三两

上三味，以苦酒[1]一升，水七升，相和，煮取三升，温服一升，当心烦，服至六七日乃解；若心烦不止者，以苦酒阻故也。一方用美酒醯[2]代苦酒。

【注释】

[1]苦酒：即醋。

[2]美酒醯（xī西）：清代魏荔彤注："美酒醯，即人家所制社醋，即镇江红醋是也。"

【原文】

黄汗之病，两胫自冷；假令发热，此属历节。食已汗出，又身常暮盗汗出者，此劳气也。若汗出已，反发热者，久久其身必甲错；发热不止者，必生恶疮。若身重汗出已，辄轻者，久久必身瞤，瞤即胸中痛，又从腰以上必汗出，下无汗，腰髋弛痛，如有物在皮中状，剧者不能食，身疼重，烦躁，小便不利，此为黄汗，桂枝加黄芪汤主之。

桂枝加黄芪汤方

桂枝三两　芍药三两　甘草二两　生姜三两　大枣十二枚　黄芪二两

上六味，以水八升，煮取三升，温服一升，须臾饮热稀粥一升余，以助药力，温服取微汗；若不汗，更服。

师曰：寸口脉迟而涩，迟则为寒，涩为血不足。趺阳脉微而迟，微则为气，迟则为寒，寒气不足[1]，则手足逆冷；手足逆冷，则荣卫不利；荣卫不利，则腹满胁鸣，相逐气转膀胱，荣卫俱劳；阳气不通，即身冷，阴气不通，即骨疼；阳前通，则恶寒，阴前通，则痹不仁；阴阳相得，其气乃行，大气一转，其气乃散；实则失气，虚则遗尿，名曰气分。

【注释】

[1] 寒气不足：气不足而寒。

【原文】

气分，心下坚大如盘[1]，边如旋杯[2]，水饮所作。桂枝去芍药加麻辛附子汤主之。

桂姜草枣黄辛附子汤方

桂枝三两　生姜三两　甘草二两　大枣十二枚　麻黄二两　细辛二两　附子一枚, 炮

上七味，以水七升，煮麻黄，去上沫，内诸药，煮取二升，分温三服，当汗出，如虫行皮中，即愈。

【注释】

[1] 气分，心下坚大如盘：心下坚硬，如盘子大小。清代徐忠可注："气分病，而大气不转，心下坚大如盘者，其证实心肾交病不止，如黄汗之专在上焦矣。"

[2] 边如旋杯：周围如圆杯般坚硬。

【原文】

心下坚大如盘[1]，边如旋盘，水饮所作，枳术汤主之。

枳术汤方

枳实七枚　白术二两

上二味，以水五升，煮取三升，分温三服，腹中软，即当散也。

【注释】

[1]心下坚大如盘：清代徐忠可注："前方既心肾交治，然此证，亦有中气素虚，痰饮骤结者。"故此证的心下痞由水饮造成。

【原文】

附　方

《外台》**防己黄芪汤**　治风水，脉浮为在表，其人或头汗出，表无他病，病者但下重[1]，从腰以上为和，腰以下当肿及阴，难以屈伸。方见风湿中。

【注释】

[1]病者但下重：湿从下受，故下重。

黄疸病脉证并治第十五

论二首　脉证十四条　方七首

　　本篇主要论述黄疸病的病因、病机和辨证施治。根据黄疸的不同证候，分为谷疸、酒疸和女劳疸。黄疸的主证为目黄、身黄和尿黄。《素问·玉机真脏论》中云："肝传之脾，病名曰脾风，发瘅，腹中热，烦心，出黄。"《灵枢·经脉》云："脾足太阴之脉……是主脾所生病者……溏瘕泄，水闭，黄疸。"又云："肾足少阴之脉……是主肾所生病者，口热、舌干、咽肿上气，嗌干及痛，烦心心痛、黄疸。"可见"黄疸"病，病位与脾肾两经关系密切。

【原文】

　　寸口脉浮而缓，浮则为风，缓则为痹。痹非中风[1]，四肢苦烦，脾色必黄，瘀热以行。

【注释】

　　[1]痹非中风：清代徐忠可注："《内经》曰风寒湿合而为痹，则风不足以概病，故曰痹非中风。"

【原文】

　　趺阳脉紧而数，数则为热，热则消谷，紧则为寒，食即为满。尺脉浮为伤肾，趺阳脉紧为伤脾。风寒相搏，食谷即眩，谷气不消，胃中苦浊，浊气下流，小便不通，阴被其寒[1]，热流膀胱，身体尽黄，名曰谷疸。额上黑[2]，微汗出，手足中热，薄暮即发，膀胱急，小便自利，名曰女劳疸[3]；腹如水状，不治。心中懊侬而热，不能食，时欲吐，名曰酒疸。

【注释】

[1] 阴被其寒：太阴脾经受寒生湿。

[2] 额上黑：清代尤在泾注："肾劳而热，黑色上出，犹脾病而黄外见也。额于部为庭，《灵枢》云：庭者，颜也。又云，肾病者，颧与颜黑。"既有身黄，又有额上黑。额上黑为肾病外显于面。

[3] 女劳疸：因房劳过度，热从肾出，故名女劳疸。

【原文】

阳明病[1]，脉迟者，食难用饱，饱则发烦头眩，小便必难，此欲作谷疸。虽下之，腹满如故，所以然者，脉迟故也。

【注释】

[1] 阳明病：此处的阳明指胃，或是整个消化道，非阳明经。

【原文】

夫病酒黄疸，必小便不利，其候心中热，足下热，是其证也。

酒黄疸者，或无热，请言小腹满欲吐，鼻燥，其脉浮者，先吐之；沉弦者，先下之。

酒疸，心中热，欲呕者，吐之愈。

酒疸，下之，久久为黑疸，目青面黑，心中如啖蒜齑状[1]，大便正黑，皮肤爪之不仁，其脉浮弱，虽黑微黄，故知之。

【注释】

[1]心中如啖蒜齑（jī 机）状：蒜齑，蒜末。心中热气熏灼，一如懊忄农之无奈状。

【原文】

师曰：病黄疸，发热烦喘，胸满口燥者，以病发时，火劫其汗[1]，两热所得。然黄家所得，从湿得之。一身尽发热而黄，肚热，热在里，当下之。

【注释】

[1]火劫其汗：指用艾灸、温针或熏法等火劫法发汗。

【原文】

脉沉，渴欲饮水，小便不利者，皆发黄。
腹满，舌痿黄，躁不得睡，属黄家。舌痿疑作身痿。
黄疸之病，当以十八日为期，治之十日以上瘥，反极为难治。
疸而渴者，其疸难治；疸而不渴者，其疸可治。发于阴部，其人必呕[1]；阳部，其人振寒而发热也。

【注释】

[1]发于阴部，其人必呕：邪在里谓发于阴部，气逆上冲，故呕。

【原文】

谷疸之为病，寒热不食[1]，食即头眩，心胸不安，久久发黄，为谷疸，茵陈蒿汤主之。

茵陈蒿汤方

茵陈蒿六两　栀子十四枚　大黄二两

上三味，以水一斗，先煮茵陈，减六升，内二味，煮取三升，去滓，分温三服。小便当利，尿如皂角汁状，色正赤，一宿腹减，黄从小便去也。

【注释】

[1] 寒热不食：《医宗金鉴》："未成谷疸之时，其人多病寒热，寒热作时，则不能食。"

【原文】

黄家，日晡所发热，而反恶寒，此为女劳得之。膀胱急，少腹满，身尽黄，额上黑，足下热，因作黑疸。其腹胀如水状，大便必黑，时溏，此女劳之病，非水也。腹满者难治。用消矾散主之。

消石矾石散方

消石　矾石烧等分

上二味，为散，以大麦粥汁，和服方寸匕，日三服。病随大小便去，小便正黄，大便正黑，是候也。

酒黄疸，心中懊侬[1]，或热痛，栀子大黄汤主之。

栀子大黄汤方

栀子十四枚　大黄一两　枳实五枚　豉一升

上四味，以水六升，煮取二升，分温二服。

【注释】

[1] 懊憹：指心胸烦热，闷乱不宁之状。

【原文】

诸病黄家，但利其小便[1]。假令脉浮，当以汗解之，宜桂枝加黄芪汤主之。方见水病中。

【注释】

[1] 诸病黄家，但利其小便：清代沈明宗注："诸病黄家，乃胃中湿热酿成，而湿性下流，当从下驱为顺，故但利小便，而为常法。"

【原文】

诸黄[1]，猪膏发煎主之。

猪膏发煎方

猪膏半斤　乱发如鸡子大三枚

上二味，和膏中煎之，发消药成，分再服，病从小便出。

【注释】

[1] 诸黄：一切不湿而燥的黄疸。

【原文】

黄疸病[1]，茵陈五苓散主之。一本云茵陈汤及五苓散，并主之。

茵陈五苓散方

茵陈蒿末十分　五苓散五分，方见痰饮中。

上二物和，先食饮方寸匕，日三服。

【注释】

［1］黄疸病：一切属于湿热盛的黄疸。

【原文】

黄疸腹满，小便不利而赤，自汗出，此为表和里实，当下之，宜大黄消石汤。

大黄消石汤

大黄　黄柏　消石各四两　栀子十五枚

上四味，以水六升，煮取二升，去滓，内消，更煮取一升，顿服。

黄疸病，小便色不变，欲自利，腹满而喘，不可除热，热除必哕［1］。哕者，小半夏汤主之。方见消渴中。

【注释】

［1］热除必哕：误攻使胃气更虚，胃气虚则哕。

【原文】

诸黄，腹痛而呕［1］者，宜柴胡汤。必小柴胡汤，方见呕吐中。

男子黄，小便自利，当与虚劳小建中汤。方见虚劳中。

【注释】

［1］腹痛而呕：为胃有实热。《医宗金鉴》云："呕而腹痛，胃实热也。然必有潮热便硬，始宜大柴胡汤两解之，若无潮热，便软，则当用小柴胡去黄芩加芍药和之可也。"

【原文】

附　方

瓜蒂汤　治诸黄。_{方见喝病中。}

《千金》麻黄醇酒汤　治黄疸。

麻黄_{三两}

上一味，以美清酒五升，煮取二升半，顿服尽。冬月用酒，春月用水煮之。

惊悸吐衄下血胸满瘀血病脉证治第十六

脉证十二条　方五首

本篇主要讨论惊悸、吐血、下血和瘀血的症状和治法。胸满为瘀血的一个证候。《素问·调经论》云："血有余则怒，不足则恐。"《素问·气厥论》云："脾移热于肝，则为惊衄。"因此上述症状合为一篇论述。

【原文】

寸口脉动而弱，动即为惊，弱则为悸。

师曰：夫脉浮，目睛晕黄，衄未止。晕黄去，目睛慧了，知衄今止。

又曰：从春至夏，衄者，太阳；从秋至冬，衄者，阳明。

衄家不可汗，汗出必额上陷，脉紧急，直视不能眴[1]，不得眠。

【注释】

[1] 眴 (xuàn 炫)：转动眼睛。

【原文】

病人面无色，无寒热。脉沉弦者，衄；浮弱，手按之绝者，下血；烦咳者，必吐血。

夫吐血，咳逆，上气，其脉数而有热，不得卧者，死[1]。

【注释】

[1] 吐血……死：清代尤在泾注："脉数，身热，阳独胜也；吐血、咳逆上气、不得卧，阴之烁也。以既烁之阴，而从独胜之阳，有不尽不已之势，故死。"

【原文】

夫酒客咳者，必致吐血，此因极饮过度所致也。

寸口脉弦而大，弦则为减，大则为芤，减则为寒，芤则为虚，寒虚相击，此名曰革，妇人则半产漏下，男子则亡血。

亡血不可发其表，汗出则寒栗而振。

病人胸满，唇痿舌青，口燥，但欲漱水，不欲咽[1]，无寒热，脉微大，来迟，腹不满，其人言我满，为有瘀血。

【注释】

[1] 口燥，但欲漱水，不欲咽：此为热在血分。近现代医家陆渊雷注："口燥欲漱水，因口腔内血液之供给不足，无以濡润故也。不欲咽，胃中之血循环不病也。"

【原文】

病者如热状，烦满，口干燥而渴，其脉反无热，此为阴状，是瘀血也，当下之。

火邪[1]者，桂枝去芍药，加蜀漆、牡蛎、龙骨，救逆汤主之。

桂枝救逆汤方

桂枝三两，去皮　甘草二两，炙　生姜三两　牡蛎五两，熬　龙骨四

两　大枣十二枚　蜀漆三两, 洗去腥

上为末, 以水一斗二升, 先煮蜀漆, 减二升, 内诸药, 煮取三升, 去滓, 温服一升。

【注释】

[1] 火邪:《伤寒论》云:"伤寒脉浮, 医以火迫劫之, 亡阳必惊狂, 卧起不安者……太阳病, 以火熏之, 不得汗, 其人必躁, 到经不解, 必圊血, 名为火邪。"

【原文】

心下悸者, 半夏麻黄丸主之。

半夏麻黄丸方

半夏　麻黄等分

上二味, 末之, 炼蜜和丸, 小豆大, 饮服三丸, 日三服。

吐血不止者, 柏叶汤主之。

柏叶汤方

柏叶　干姜各三两　艾三把

上三味, 以水五升, 取马通汁[1]一升, 合煮, 取一升, 分温再服。

【注释】

[1] 马通汁:即马粪汁。《本草纲目》云:"马屎曰通, 牛屎曰洞, 猪屎曰零, 皆讳其名也。凡屎必达胴肠乃出, 故曰通, 曰洞。"清代徐忠可注:"愚意无马通, 童便亦得。"

【原文】

下血，先便后血，此远血也，黄土汤主之。

黄土汤方亦主吐血、衄血。

甘草　干地黄　白术　附子炮　阿胶　黄芩各三两　灶中黄土半斤

上七味，以水八升，煮取三升，分温二服。

下血，先血后便，此近血也，赤小豆当归散主之。方见狐惑中。

心气不足，吐血衄血[1]，泻心汤主之。

泻心汤方亦治霍乱。

大黄二两　黄连一两　黄芩一两

上三味，以水三升，煮取一升，顿服之。

【注释】

[1]衄血：鼻孔出血。亦泛指出血。

呕吐哕下利病脉证治第十七

论一首　脉证二十七条　方二十三首

本篇主要讨论呕吐、哕、下利三种疾病的病因、病理、辨证和治疗。哕即呃逆，上述均为胃肠疾病，因此本篇为胃肠疾病专篇。

【原文】

夫呕家有痈脓，不可治，呕脓尽，自愈。

先呕却渴者，此为欲解。先渴却呕者，为水停心下，此属饮家。

呕家本渴，今反不渴者，以心下有支饮故也，此属支饮。

问曰：病人脉数，数为热，当消谷引食[1]，而反吐者，何也？师曰：以发其汗，令阳微，膈气虚，脉乃数，数为客热[2]，不能消谷，胃中虚冷故也。

脉弦者，虚也[3]。胃气无余，朝食暮吐，变为胃反。寒在于上，医反下之，今脉反弦，故名曰虚。

【注释】

［1］消谷引食：因胃中有热而致食欲旺盛。容易饥饿，进食较多。

［2］客热：任应秋注："客热，犹言假热，实际是胃寒证。"

［3］脉弦者，虚也：清代尤在泾注："脉弦为寒，乃不曰寒而曰虚者，以寒在于上，而医反下之所致，故其弦非阴寒外加之

弦，而为胃虚生寒之弦矣。"

【原文】

寸口脉微而数，微则无气，无气则荣虚；荣虚则血不足，血不足，则胸中冷。

跌阳脉浮而涩，浮则为虚，涩则伤脾，脾伤则不磨[1]，朝食暮吐，暮食朝吐，宿谷不化，名曰胃反。脉紧而涩，其病难治。

病人欲吐者，不可下之。

哕而腹满视其前后[2]，知何部不利，利之即愈。

【注释】

[1]不磨：不消化。

[2]前后：即大小便。

【原文】

呕而胸满者，茱萸汤主之。

茱萸汤方

吴茱萸一升　人参三两　生姜六两　大枣十二枚

上四味，以水五升，煮取三升，温服七合，日三服。

干呕，吐涎沫，头痛者，茱萸汤主之。方见上。

呕而肠鸣，心下痞者，半夏泻心汤主之。

半夏泻心汤

半夏半升,洗　黄芩三两　干姜三两　人参三两　黄连一两　大枣十二枚　甘草三两,炙

上七味，以水一斗，煮取六升，去滓，再煮取三升，温服一

升，日三服。

干呕而利者，黄芩加半夏生姜汤主之。

黄芩加半夏生姜汤方

黄芩三两　甘草二两，炙　芍药二两　半夏半升　生姜三两　大枣二十枚

上六味，以水一斗，煮取三升，去滓，温服一升，日再，夜一服。

诸呕吐，谷不得下者，小半夏汤主之。方见痰饮中。

呕吐而病在膈上，后思水者，解，急与之。思水者，猪苓散主之。

猪苓散方

猪苓　茯苓　白术各等分

上三味，杵为散，饮服方寸匕，日三服。

呕而脉弱，小便复利，身有微热，见厥者，难治。四逆汤主之。

四逆汤方

附子一枚，生用　干姜一两半　甘草二两，炙

上三味，以水三升，煮取一升二合，去滓，分温，再服。强人可大附子一枚，干姜三两。

呕而发热者，小柴胡汤主之。

小柴胡汤方

柴胡半斤　黄芩三两　人参三两　甘草三两　半夏半斤　生姜三两　大枣十二枚

上七味以水一斗二升煮取六升，去滓，再煎取三升温服一升，日三服。

胃反呕吐者，大半夏汤主之。《千金》云：治胃反不受食，食入即吐。《外

台》云：治呕，心下痞硬者。

大半夏汤方

半夏_{二升，洗完用} 人参_{三两} 白蜜_{一升}

上三味，以水一斗二升，和蜜扬之，二百四十遍，煮取二升半，温服一升，余分再服。

食已即吐者[1]，大黄甘草汤主之。《外台》方：又治吐水。

大黄甘草汤方

大黄_{四两} 甘草_{一两}

上二味，以水三升，煮取一升，分温再服。

【注释】

[1] 食已即吐者：《医宗金鉴》云："朝食暮吐者，寒也，食已即吐者，火也。以寒性迟，火性急也。"近现代医家陆渊雷注："此因大便不通，肠中阻塞，胃中不能复容，故食已即吐……朝食暮吐者，病多在幽门。食已即吐者，病多在食管。"

【原文】

胃反，吐而渴，欲饮水者，茯苓泽泻汤主之。

茯苓泽泻汤方《外台》云：治消渴脉绝，胃反吐食方。有小麦一升。

茯苓_{半斤} 泽泻_{四两} 甘草_{二两} 桂枝_{二两} 白术_{三两} 生姜_{四两}

上六味，以水一斗，煮取三升，内泽泻，再煮取二升半，温服八合日三服。

吐后渴欲得水而贪饮者，文蛤汤主之；兼主微风，脉肾[1]头痛。

文蛤汤方

文蛤_{五两} 麻黄_{三两} 甘草_{三两} 生姜_{三两} 石膏_{五两} 杏仁_{五十}

枚　大枣十二枚

上七味，以水六升，煮取二升，温服一升，汗出即愈。

【注释】

［1］肾：一作紧。

【原文】

干呕，吐逆，吐涎沫，半夏干姜散主之。

半夏干姜散方

半夏　干姜等分

上二味，杵为散，取方寸匕，浆水一升半，煎取七合，顿服之。

病人胸中似喘不喘，似呕不呕，似哕不哕，彻心中愦愦然无奈者［1］，生姜半夏汤主之。

生姜半夏汤方

半夏半斤　生姜汁一升

上二味，以水三升，煮半夏，取二升，内生姜汁，煮取一升半，小冷，分四服，日三，夜一服。止，停后服。

【注释】

［1］病人胸中似喘不喘……彻心中愦愦然无奈者：清代尤在泾注："寒邪搏饮，结于胸中而不得出，则气之呼吸往来出入升降者阻矣。似喘不喘，似呕不呕，似哕不哕，皆寒饮与气相搏互击之证也。且饮，水邪也，心，阳脏也。以水邪而逼处心脏，欲却不能，欲受不可，则彻心中愦愦然无奈也。"愦（kuì 溃）愦然，心中烦乱的样子。愦，《说文》："乱也。"

【原文】

干呕哕，若手足厥者，橘皮汤主之。

橘皮汤方

橘皮四两　生姜半斤

上二味，以水七升，煮取三升，温服一升，下咽即愈。

哕逆者，橘皮竹茹汤主之。

橘皮竹茹汤方

橘皮二升　竹茹二升　大枣三十枚　生姜半斤　甘草五两　人参一两

上六味，以水一斗，煮取三升，温服一升，日三服。

夫六腑气绝于外者，手足寒，上气脚缩；五脏气绝于内者，利不禁，下甚者，手足不仁。

下利，脉沉弦者，下重；脉大者，为未止[1]；脉微弱数者，为欲自止，虽发热，不死。

【注释】

[1] 脉大者，为未止：大为邪盛，故未止。《黄帝内经》云："大则病进。"

【原文】

下利，手足厥冷，无脉者，灸之不温。若脉不还，反微喘者，死。少阴负趺阳者，为顺也[1]。

【注释】

[1] 少阴负趺阳者，为顺也：负，败也，此处引申为弱小。少阴负趺阳是水负土盛，胃气仍在，故为顺也。

【原文】

下利，有微热而渴，脉弱者，今自愈。

下利，脉数，有微热汗出，今自愈；设脉紧，为未解。

下利，脉数而渴者，今自愈；设不差，必清脓血，以有热故也。

下利，脉反弦，发热身汗者，自愈。

下利气者，当利其小便[1]。

【注释】

[1]下利气者，当利其小便：一般认为下利伴有失气，任应秋认为该处为患泻利而小腹气胀。任应秋注："《脉经》作'下利热者'，可见是有热而小腹气胀的意思，诸家解释为'失气'，均不可通。小便通利了，小腹自然就不胀了。"

【原文】

下利，寸脉反浮数，尺中自涩者，必圊脓血[1]。

【注释】

[1]下利……必圊脓血：下利脉象应为沉而迟，反浮数表明里热重。脉涩为无血。热盛阴弱，故使脓血。

【原文】

下利清谷，不可攻其表，汗出必胀满。

下利脉沉而迟，其人面少赤，身有微热，下利清谷者，必郁冒，汗出而解，病人必微热，所以然者，其面戴阳[1]，下虚故也。

【注释】

[1]戴阳：重病后期出现面红颧（quán 全）赤的征象。

【原文】

下利后，脉绝，手足厥冷，晬时脉还，手足温者生，脉不还者死[1]。

【注释】

[1]下利后……脉不还者死：下利后，脉绝，手足厥冷，为阴先脱而阳后绝也。等待一周时，手足温者则生，手足不温者则死。晬（zuì 最）时，一昼夜，一周时。

【原文】

下利，腹胀满，身体疼痛者，先温其里，乃攻其表。温里，宜四逆汤，攻表，宜桂枝汤。

四逆汤方见上。

桂枝汤方

桂枝三两,去皮　芍药三两　甘草二两,炙　生姜三两　大枣十二枚

上五味，㕮咀，以水七升，微火煮取三升，去滓，适寒温，服一升。服已，须臾啜稀粥一升，以助药力，温覆，令一时许，遍身漐漐[1]微似有汗者，益佳，不可令如水淋漓。若一服，汗出病差，停后服。

【注释】

［1］漐（zhé 折）漐：形容微微汗出潮润之状。

【原文】

下利，三部脉皆平，按之心下坚者，急下之，宜大承气汤。

下利脉迟而滑者，实也。利未欲止，急下之，宜大承气汤。

下利脉反滑者，当有所去，下乃愈，宜大承气汤。

下利已差，至其年月日时，复发者，以病不尽故也，当下之，宜大承气汤。

大承气汤方见痉病中。

下利谵语者，有燥屎也，小承气汤主之。

小承气汤方

大黄四两　厚朴二两，炙　枳实大者三枚，炙

上三味，以水四升，煮取一升二合，去滓，分温二服。得利则止。

下利便脓血者，桃花汤主之。

桃花汤方

赤石脂一斤，一半锉一半筛末　干姜一两　粳米一升

上三味，以水七升，煮米令熟，去滓，温七合，内赤石脂末方寸匕，日二服。若一服愈，余勿服。

热利重下者，白头翁汤主之。

白头翁汤方

白头翁二两　黄连三两　黄柏三两　秦皮三两

上四味，以水七升，煮取二升，去滓，温服一升，不愈，更服。

下利后，更烦，按之心下濡者，为虚烦[1]也，栀子豉汤主之。

栀子豉汤方

栀子十四枚　香豉四合，绵裹

上二味，以水四升，先煮栀子得二升半，内豉煮取一升半，去滓，分二服，温进一服，得吐则止。

【注释】

[1]虚烦：更烦，为本有烦，不为利除而转甚。热不解而上动，心下濡则里无阻滞，故虚烦。

【原文】

下利清谷，里寒外热，汗出而厥者，通脉四逆汤主之。

通脉四逆汤方

附子大者一枚，生用　干姜三两，强人可四两　甘草二两，炙

上三味，以水三升，煮取一升二合，去滓，分温再服。

下利肺痛[1]，紫参汤主之。

紫参汤方

紫参半斤　甘草三两

上二味，以水五升，先煮紫参取二升，内甘草，煮取一升半，分温三服。疑非仲景方。

【注释】

[1]下利肺痛：清代曹颖甫注：“《内经》云：‘一阳为病，善咳善泄。’盖少阳之火，下注则泄利，上注于肺则咳，燥火上迫，肺有所壅，乃至咳而肺痛，则此证为热而非寒也。然则痛在何部分？曰：其痛当在胸中。予常见病肺痈之人，胸中常隐隐作痛，

此即痛在胸中之明证。"

【原文】

气利[1]，诃梨勒[2]散主之。

诃梨勒散方

诃梨勒十枚，煨

上一味，为散，粥饮和，顿服。疑非仲景方。

【注释】

[1]气利：下利而失气频繁称为气利。清代尤在泾注："气利，气与屎俱失也，诃梨勒涩肠而利气。"

[2]诃（hē 喝）梨勒：即诃子。

【原文】

附　方

《千金翼》小承气汤　治大便不通，哕数谵语。方见上。

《外台》黄芩汤　治干呕下利。

黄芩三两　人参三两　干姜三两　桂枝一两　大枣十二枚　半夏半升

上六味，以水七升，煮取三升，温分三服。

疮痈肠痈浸淫病脉证并治第十八

论一首　脉证三条　方五首

　　本篇主要论述疮痈、肠痈、金疮、浸淫疮四种疾病的辨证、治疗和预后。上述疾病均为外科范围的疾患，因此合为一篇讨论。疮多为火热之疾病，痈多由寒气壅塞而成。《诸病源候论》中云："浸淫疮是心家有风热，发于肌肤，初生甚小，先痒后痛，而成疮，汁出侵溃肌肉，浸淫渐阔，乃遍体，其疮若从口出，流散四肢者则轻，若从四肢生，然后入口者则重，以其渐渐增长，因名浸淫也。"

【原文】

　　诸浮数脉，应当发热，而反洒淅恶寒[1]，若有痛处，当发其痈。

　　师曰：诸痈肿[2]，欲知有脓无脓，以手掩肿上，热者为有脓，不热者为无脓。

【注释】

　　[1] 而反洒淅恶寒：此为卫气被遏于内。洒淅，寒颤貌。

　　[2] 痈肿：《释名》曰："痈，壅也，气壅否结里而溃也。"痈即壅塞不通之义。《说文解字·疒部》云："痈，肿也。""痈"与"肿"类似，皆指皮肤表面突出肿起，即因壅塞不通导致的皮表肿起的疾病。

【原文】

肠痈[1]之为病，其身甲错，腹皮急，按之濡如肿状，腹无积聚，身无热，脉数，此为腹内有痈脓，薏苡附子败酱散主之。

薏苡附子败酱散方

薏苡仁十分　附子二分　败酱五分

上三味，杵为末，取方寸匕，以水二升，煎减半，顿服。小便当下。

【注释】

[1]肠痈：指发生在肠道的痈肿。《灵枢·痈疽》载："夫血脉营卫，周流不休……寒邪客于经络之中，则血泣，血泣则不通，不通则卫气归之，不得反复，故痈肿。寒气化为热，热盛则腐肉，肉腐则为脓。"

【原文】

肠痈者，少腹肿痞，按之即痛，如淋，小便自调，时时发热，自汗出，复恶寒，其脉迟紧者，脓未成，可下之，当有血。脉洪数者，脓已成，不可下也，大黄牡丹汤主之。

大黄牡丹汤方

大黄四两　牡丹一两　桃仁五十枚　瓜子半升　芒消三合

上五味，以水六升，煮取一升，去滓，内芒消，再煎沸，顿服之，有脓当下，如无脓，当下血。

问曰：寸口脉浮，微而涩，然当亡血，若汗出，设不汗者云何？答曰：若身有疮，被刀斧所伤，亡血故也。

病金疮，王不留行散主之。

王不留行十分，八月八日采 蒴藋[1]细叶十分，七月七日采 桑东南根白皮十分，三月三日采 甘草十八分 川椒三分，除目及闭口者，汗 黄芩二分 干姜二分 芍药 厚朴各二分

上九味，桑根皮以上三味，烧灰存性，勿令灰过，各别杵，筛合治之为散，服方寸匕，小疮即粉之，大疮但服之。产后亦可服。如风寒，桑东根勿取之。前三物，皆阴干百日。

【注释】

［1］蒴（shuò 朔）藋（diào 掉）：即接骨木。

【原文】

排脓散方

枳实十六枚 芍药六分 桔梗二分

上三味，杵为散，取鸡子黄一枚，以药散与鸡黄相等，揉和，令相得饮，和服之，日一服。

排脓汤方

甘草二两 桔梗三两 生姜一两 大枣十枚

上四味，以水三升，煮取一升，温服五合，日再服。

浸淫疮，从口流向四肢者可治；从四肢流来入口者不可治[1]。

浸淫疮，黄连粉主之。方未见。

【注释】

［1］浸淫疮……从四肢流来入口者不可治：《医宗金鉴》云："浸淫疮者，浸谓浸浸，淫谓不已，谓此疮浸淫，流连不已也。从口流向四肢者轻，以从内走外也，故曰可治，从四肢流走入口者重，以从外走内也，故曰不可治。"

跌蹶手指臂肿转筋阴狐疝蛔虫病脉证治第十九

论一首　脉证一条　方四首

　　本篇主要讨论跌蹶、手指臂肿、转筋、阴狐疝、蛔虫五种病证。《诸病源候论》中云："冷入于足之三阴三阳，则脚筋转；入于手之三阴三阳，则手筋转；随冷所入之筋，筋则转。转者，皆由邪冷之气击动其筋而移转也。"《灵枢·经脉》中云："肝所生病者……狐疝……"《灵枢·本脏》中云："肾下则腰尻痛，不可以俯仰，为狐疝。"刘完素《伤寒直格》中云："狐疝，言狐者，疝气之变化，隐见往来不可测，如狐也。"《诸病源候论》中云："蚘虫者……长一尺，亦有长五六寸……其发动则腹中痛，发作肿聚，去来上下，痛有休息，亦攻心痛。口喜吐涎及吐清水，贯伤心者则死。"

【原文】

　　师曰：病跌蹶[1]，其人但能前，不能却[2]，刺腨[3]入二寸，此太阳经伤也。

【注释】

　　[1] 跌蹶（jué 厥）："跌"同"跗"，指足背。"蹶"，《说文》：僵也，即僵直之意。指足踝关节以下的足背强直，行走不利，能前不能后的疾病。
　　[2] 却：后退。

［3］腨（shuàn 涮）：腿肚。《说文·肉部》："腓肠也。"

【原文】

病人常以手指臂肿动，此人身体𥆧𥆧者[1]，藜芦甘草汤主之。

藜芦甘草汤方未见

【注释】

［1］病人常以手指臂肿动，此人身体𥆧𥆧者：清代尤在泾注："湿痰凝滞关节则肿，风邪袭伤经络则动，手指臂肿动，身体𥆧𥆧者，风痰在膈，攻走肢体。陈无择所谓痰涎留在胸膈上下，变生诸病，手足项背，牵引钓痛，走易不定者是也。"

【原文】

转筋之为病，其人臂脚直，脉上下[1]行，微弦，转筋入腹者，鸡屎白散主之。

鸡屎白散方
鸡屎白
上一味为散，取方寸匕以水六合，和，温服。

【注释】

［1］上下：从上到下。

【原文】

阴狐疝气者，偏有小大，时时上下[1]，蜘蛛散主之。

蜘蛛散方

蜘蛛十四枚, 熬焦　桂枝半两

上二味为散, 取八分一匕, 饮和服, 日再服, 蜜丸亦可。

【注释】

[1] 偏有小大, 时时上下：寒湿袭阴, 睾丸受病, 或左或右, 大小不同, 或上或下, 犹如狐之出没无时。金代张从正注："狐疝者, 其状如瓦, 卧则入小腹, 行立则出小腹, 入囊中, 狐昼则出穴而溺, 夜则入穴而不溺, 此疝出入上下往来, 正与狐相类也, 宜以逐气流经之药下之。"

【原文】

问曰：病腹痛有虫, 其脉何以别之？

师曰：腹中痛, 其脉当沉, 若弦, 反洪大, 故有蛔虫。

蛔虫之为病, 令人吐涎心痛, 发作有时。毒药不止, 甘草粉蜜汤主之。

甘草粉蜜汤方

甘草二两　粉[1]一两　蜜四两

上三味, 以水三升, 先煮甘草取二升, 去滓, 内粉蜜, 搅令和, 煎如薄粥, 温服一升, 差即止。

【注释】

[1] 粉：即铅白粉, 能杀三虫。

【原文】

蛔厥者, 当吐蛔, 令病者静而复时烦, 此为脏寒。蛔上入膈，故烦。须臾复止，得食而呕，又烦者，蛔闻食臭出，其人常自吐蛔。

蛔厥者，乌梅丸主之。

乌梅丸方

乌梅三百枚　细辛六两　干姜十两　黄连一斤　当归四两　附子六两,炮　川椒四两,去汗　桂枝六两　人参六两　黄柏六两

上十味，异捣筛，合治之，以苦酒渍乌梅一宿，去核，蒸之五升米下，饭熟，捣成泥，和药令相得，内臼中，与蜜杵二千下，丸如梧子大，先食，饮服十丸，三服，稍加至二十丸，禁生冷滑臭等食。

音释

鹜溏鹜，音牧，鸭溏也。

髋枯官切，髀也。

眴胡绢切，目摇也。

漐音质，汗出貌。

腨音兖，腓肠。

金匮要略方论卷下

妇人妊娠病脉证并治第二十

证三条　方八首

本篇主要论述妊娠期内一般疾病的诊断和治疗。包括妊娠的诊断、怀孕与病证的鉴别，以及妊娠呕吐、下血、小便难等，并提出治疗的方药。根据孕妇的不同体质，提出安胎、养胎的方药。妊，《说文》云："孕也。"娠，《说文》云："女妊身动也。"妇人受孕开始便称"妊"，胎动以后即称"娠"。

【原文】

师曰：妇人得平脉，阴脉小弱[1]，其人渴，不能食，无寒热，名妊娠，桂枝汤主之。方见下利中。于法，六十日，当有此证[2]，设有医治逆者，却一月，加吐下者，则绝之[3]。

【注释】

［1］阴脉小弱：清代尤在泾注："阴脉小弱者，初时胎气未盛，而阴方受蚀，故阴脉比阳脉小弱。"阴脉指右手或尺部而言。

［2］于法……当有此证：近现代医家陆渊雷引用魏氏注："一月而经应至不至，妊娠之胎始含气血如水，于胞中，再一月经又不至，妊娠之胎方合气血而有形质，与母同气息，所以觉血不足阴弱而渴，上不足胃虚而不能食也，此必两月前后有此证也。"

[3]则绝之：必绝其医药。

【原文】

妇人宿有癥病[1]，经断未及三月，而得漏下[2]不止，胎动，在脐上者为癥痼，害[3]。

妊娠六月动者，前三月，经水利时，胎下血者，后断三月不血[4]也。所以血不止者，其癥不去故也，当下其癥，桂枝茯苓丸主之。

桂枝茯苓丸方

桂枝　茯苓　牡丹_{去心}　桃仁_{去皮尖，熬}　芍药_{各等分}

上五味，末之，炼蜜和丸，如兔屎大，每日食前服一丸，不知，加至三丸。

【注释】

[1]癥（zhēng 征）病：凡腹中有形之肿块都称为癥。《说文》:"腹中结也。"

[2]漏下：月经停后又续见下血，淋漓不断。

[3]为癥痼，害：由于癥痼旧疾引发崩漏而危及胎儿。清代曹颖甫注："设宿癥不去，或经断未及三月，即有漏下之变，所以然者，养胎之血，不能凝聚子宫，反为宿癥所阻，从旁溢出，胎失所养，则动在脐上，其实胎元无损，癥痼害之也。"

[4]不血：医统本作衃（pēi 胚）。衃，《说文》:"凝血也。"

【原文】

妇人怀娠六七月，脉弦，发热，其胎愈胀，腹痛恶寒者，少腹如扇[1]，所以然者，子脏[2]开故也，当以附子汤温其脏。_{方未见。}

【注释】

［1］少腹如扇：好像有扇子在扇动凉风似的，阵阵发冷。

［2］子脏：即子宫。

【原文】

师曰：妇人有漏下者，有半产后，因续下血，都不绝者，有妊娠下血者。假令妊娠腹中痛，为胞阻[1]，胶艾汤主之。

芎归胶艾汤方一方加干姜一两。胡氏治妇人胞动，无干姜。

芎䓖二两　阿胶二两　甘草二两　艾叶三两　当归三两　芍药四两　干地黄

上七味，以水五升，清酒三升，合煮，取三升，去滓，内胶，令消尽，温服一升，日三服，不差，更作。

【注释】

［1］假令妊娠腹中痛，为胞阻：清代曹颖甫注："设妊娠见此证，但腹中痛，脐上不见跳动者，即为内无宿瘕，宿瘕利用攻，无瘕则利用补，胞中之血，不得上行冲任二脉，阻塞下陷，故名胞阻。"

【原文】

妇人怀妊，腹中疞痛[1]，当归芍药散主之。

当归芍药散方

当归三两　芍药一斤　茯苓四两　白术四两　泽泻半斤　芎䓖半斤。一作三两

上六味，杵为散，取方寸匕，酒和，日三服。

【注释】

［1］疠（jiǎo 脚）痛：绵绵而痛。

【原文】

妊娠呕吐不止，干姜人参半夏丸主之。

干姜人参半夏丸方

干姜一两 人参一两 半夏二两

上三味，末之，以生姜汁糊为丸，如梧子大，饮服十丸，日三服。

妊娠小便难，饮食如故，归母苦参丸主之。

当归贝母苦参丸方 男子加滑石半两。

当归 贝母 苦参各四两

上三味，末之，炼蜜丸如小豆大，饮服三丸，加至十丸。

妊娠有水气，身重，小便不利，洒淅恶寒，起即头眩[1]，葵子茯苓散主之。

葵子茯苓散方

葵子一斤 茯苓三两

上二味，杵为散，饮服方寸匕，日三服，小便利则愈。

【注释】

［1］妊娠有水气……起即头眩：《医宗金鉴》云："妊娠外有水气，则浮肿，洒淅恶寒，水盛贮于肌肤，故身重；内有水气，则小便不利，水盛阻遏阳气上升，故起即头眩也。用葵子茯苓者，是专以通窍利水为主也。"

【原文】

妇人妊娠，宜常服当归散主之[1]。

当归散方

当归　黄芩　芍药　芎䓖各一斤　白术半斤

上五味，杵为散，酒饮服方寸匕，日再服。妊娠常服，即易产胎无苦疾，产后百病，悉主之。

【注释】

[1] 妇人妊娠，宜常服当归散主之：清代尤在泾注："妊娠之后，最虑湿热伤动胎气，故于芎、归、芍药养血之中，用白术除湿，黄芩除热，丹溪称黄芩、白术为安胎之圣药，夫芩术非能安胎者，去其湿热，而胎自安耳。"

【原文】

妊娠养胎，白术散主之[1]。

白术散方见《外台》。

白术　芎䓖　蜀椒三分，汗　牡蛎

上四味，杵为散，酒服一钱匕，日三服，夜一服。但苦痛，加芍药；心下毒痛，倍加芎䓖；心烦吐痛，不能食饮，加细辛一两，半夏大者二十枚，服之，后更以醋浆水服之；若呕，以醋浆水服之，复不解者，小麦汁服之；已后渴者，大麦粥服之。病虽愈，服之勿置。

【注释】

[1] 妊娠养胎，白术散主之：清代尤在泾注："妊娠伤胎，

有因湿热者，亦有因湿寒者，随人脏气之阴阳而各异也。当归散正治湿热之剂；白术散，白术、牡蛎燥湿，川芎温血，蜀椒去寒，则正治湿寒之剂也，仲景并列于此，其所以昭示后人者深矣。"

【原文】

妇人伤胎，怀身腹满，不得小便，从腰以下重，如有水气状，怀身七月，太阴当养，不养，此心气实，当刺泻劳宫，及关元，小便微利则愈[1]。见《王函》。

【注释】

[1] 怀身七月……小便微利则愈：清代程林注："七月手太阴肺经养胎，金为火乘，则肺金受伤，而胎失所养，又不能通调水道，故有腹满不得小便，从腰以下有如水气状也。劳宫穴在手心，厥阴心主穴也，泻之则火不乘金矣。关元穴在脐下，为小肠之募，泻之则小便通利矣。此穴不可妄用，刺之能落胎。"

妇人产后病脉证治第二十一

论一首　证六条　方七首

本篇主要论述妇人产后的常见疾病。包括产后痉病、郁冒、大便难、产后腹痛、中风、下利等证。

【原文】

问曰：新产妇人有三病，一者病痉，二者病郁冒，三者大便难，何谓也？

师曰：新产血虚，多汗出，喜中风，故令病痉；亡血复汗，寒多，故令郁冒；亡津液，胃燥，故大便难。

产妇郁冒，其脉微弱，不能食，大便反坚，但头汗出。所以然者，血虚而厥，厥而必冒，冒家欲解，必大汗出。以血虚下厥，孤阳上出，故头汗出。所以产妇喜汗出者，亡阴血虚，阳气独盛，故当汗出，阴阳乃复。大便坚呕，不能食，小柴胡汤主之。方见呕吐中。

病解能食，七八日更发热者，此为胃实，大承气汤主之。方见痉中。

产后腹中㽱痛[1]，当归生姜羊肉汤主之，并治腹中寒疝，虚劳不足。

当归生姜羊肉汤方见寒疝中。

【注释】

[1] 㽱痛：绵绵而痛。㽱，任应秋注："即'疞'，应读作

'恻'字的音,《集韵》云:'小痛也。'因为这里是虚证,所以痛
而不剧。"

【原文】

产后腹痛,烦满不得卧,枳实芍药散主之。

枳实芍药散方

枳实_{烧令黑,勿太过} 芍药_{等分}

上二味,杵为散,服方寸匕,日三服。并主痈脓,以麦粥
下之。

师曰:产妇腹痛,法当以枳实芍药散,假令不愈者,此为腹
中有干血着脐下[1],宜下瘀血汤主之。亦主经水不利。

下瘀血汤方

大黄_{二两} 桃仁_{二十枚} 䗪虫_{二十枚,熬、去足}

上三味,末之,炼蜜,合为四丸,以酒一升,煎一丸取八
合,顿服之。新血下如豚肝[2]。

【注释】

[1]有干血着脐下:脐下小腹有瘀血干着的现象。

[2]新血下如豚肝:任应秋注:"'新'字作'初'字解。
'新血下如豚肝',犹言初下之血好像豚肝一般污黑,这是瘀血的
颜色。"

【原文】

产后七八日,无太阳证,少腹坚痛,此恶露不尽,不大便,
烦躁发热,切脉微实,再倍发热,日晡时烦躁者,不食,食则谵
语,至夜,即愈,宜大承气汤主之。热在里,结在膀胱也[1]。方

见痉病中。

【注释】

［1］产后七八日……结在膀胱也：《医宗金鉴》云："李彣曰，此一节具两证在内，一是太阳蓄血证，一是阳明里实证，因古人文法错综，故难辨也。无太阳证，谓无表证也，少腹坚痛者，以肝藏血，少腹为肝经部分，故血必结于此，则坚痛亦在此，此恶露不尽，是为热在里，结在膀胱，此太阳蓄血证也，宜下去瘀血。若不大便烦躁，脉实谵语者，阳明里实也，再倍发热者，热在里，蒸蒸发于外也。阳明旺于申酉戌，日晡是阳明向旺时，故烦躁不能食，病在阳而不在阴，故至夜则愈，此阳明腑病也，宜大承气汤以下胃实。"

【原文】

产后风续之，数十日不解，头微痛，恶寒，时时有热，心下闷[1]，干呕，汗出。虽久，阳旦证续在耳，可与阳旦汤[2]。即桂枝汤方，见下利中。

【注释】

［1］心下闷：胃中烦闷。

［2］阳旦汤：成无己注《伤寒论》第三十条云："阳旦，桂枝汤别名也。"与本条原注相同。清代沈明宗、清代尤在泾等认为是"桂枝汤"加黄芩或"桂枝汤"加附子，任应秋认为以上加黄芩或附子均无依据。

【原文】

产后，中风发热，面正赤[1]，喘而头痛，竹叶汤主之。

竹叶汤方

竹叶一把　葛根三两　防风　桔梗　桂枝　人参　甘草各一两　附子一枚, 炮　大枣十五枚　生姜五两

上十味，以水一斗，煮取二升半，分温三服，温覆，使汗出。

颈项强，用大附子一枚，破之如豆大，煎药扬去沫，呕者加半夏半升洗。

【注释】

[1] 面正赤：清代徐忠可注："此非小可淡红，所谓面如妆朱，乃真阳上浮也。"

【原文】

妇人乳中[1]虚，烦乱呕逆，安中益气，竹皮大丸主之。

竹皮大丸方

生竹茹二分　石膏二分　桂枝一分　甘草七分　白薇一分

上五味，末之，枣肉和丸弹子大，以饮服一丸，日三，夜二服。有热者，倍白薇；烦喘者，加柏实一分。

【注释】

[1] 乳中：即产后，坐月子。

【原文】

产后下利虚极，白头翁加甘草阿胶汤主之。

白头翁加甘草阿胶汤方

白头翁　甘草　阿胶各二两　秦皮　黄连　柏皮各三两

上六味，以水七升，煮取二升半，内胶，令消尽，分温三服。

附　方

《千金》三物黄芩汤　治妇人在草蓐[1]，自发露得风[2]，四肢苦烦热，头痛者，与小柴胡汤。头不痛，但烦者，此汤主之。

黄芩一两　苦参二两　干地黄四两

上三味，以水八升，煮取二升，温服一升，多吐下虫[3]。

【注释】

[1]在草蓐（rù 入）：即坐月子。

[2]自发露得风：是揭盖衣被，少有不甚暂感也。

[3]多吐下虫：任应秋注："'虫'是或然症，不是必然症，因此正文里并不言'虫'。苦参能除伏热，不必专于治虫。"

【原文】

《千金》内补当归建中汤　治妇人产后虚羸不足，腹中刺痛不止，吸吸少气，或苦少腹中急，摩痛引腰背，不能食饮，产后一月日，得四五剂为善。令人强壮宜。

当归四两　桂枝三两　芍药六两　生姜三两　甘草二两　大枣十二枚

上六味，以水一斗，煮取三升，分温三服，一日令尽。若大虚，加饴糖六两，汤成，内之，于火上暖令饴消，若去血过多，崩伤内衄[1]不止，加地黄六两，阿胶二两，合八味，汤成，内阿胶。若无当归，以芎劳代之；若无生姜，以干姜代之。

【注释】

[1]内衄：《诸病源候论》云："内衄者出血如鼻衄，但不从鼻孔出，或去数升乃至斛。"

妇人杂病脉证并治第二十二

论一首　脉证合十四条　方十六首

　　本篇论述妇人杂病的病因、证候及治法。其中有论一首，为妇人杂病的总纲，指出了妇人杂病的病因、症状和治疗原则，其病因概括为虚、冷、结气三个方面。本篇内容，包括了热入血室、梅核气、脏躁、经水不利、带下、漏下、腹痛、转胞、阴寒、阴疮、阴吹等十余种疾病。妇人杂病，除经、带、胎、产及前阴疾患外，其余均与男子相同。

【原文】

　　妇人中风，七八日续来[1]，寒热发作有时，经水适断[2]，此为热入血室，其血必结，故使如疟状，发作有时，小柴胡汤主之。方见呕吐中。

【注释】

　　[1]续来：续：持续。续来，即持续患病。
　　[2]经水适断：月经来临因感受外邪而中断。

【原文】

　　妇人伤寒发热，经水适来，昼日明了[1]，暮则谵语，如见鬼状者，此为热入血室，治之无犯胃气，及上二焦[2]，必[3]自愈。

【注释】

[1] 昼日明了：指白天精神正常。

[2] 无犯胃气，及上二焦：指治疗时，不从胃和上中焦入手。

[3] 必：此处理解为"可以"。

【原文】

妇人中风，发热恶寒，经水适来，得七八日，热除，脉迟，身凉[1]和，胸胁满，如结胸[2]状谵语者，此为热入血室也，当刺期门[3]，随其实而取之[4]。

【注释】

[1] 凉：凉爽。

[2] 结胸：是指邪气结于胸中的病证。

[3] 期门：期，时也，会也。门，开也，通也。人所出入之处。在人体为肝之募穴，属足厥阴肝经。期门与血密切相关，针刺期门可泻血中之热。

[4] 随其实而取之：针刺期门，泻实邪的方法。

【原文】

阳明病，下血谵语者，此为热入血室，但头汗出，当刺期门，随其实而泻之。濈然[1]汗出者，愈。

【注释】

[1] 濈（jí及）然：指连绵不断。

【原文】

妇人咽中如有炙脔[1]，半夏厚朴汤主之。

半夏厚朴汤方　《千金》作胸满，心下坚，咽中帖帖[2]如有炙肉，吐之不出，吞之不下。

半夏一升　厚朴三两　茯苓四两　生姜五两　干苏叶二两

上五味，以水七升，煮取四升，分温四服，日三，夜一服。

【注释】

[1]炙脔（luán 孪）：炙，烤；脔，切成小块的肉。炙脔指咽喉中的痰涎。炙脔的病机为痰阻气郁，经气不利。

[2]帖：同"粘"。

【原文】

妇人脏躁[1]，喜悲伤欲哭，象[2]如神灵所作[3]，数欠[4]伸[5]，甘麦大枣汤主之。

甘草小麦大枣汤方

甘草三两　小麦一升　大枣十枚

上三味，以水六升，煮取三升，温，分三服。亦补脾气。

【注释】

[1]躁：指躁扰不宁。

[2]象：好像。

[3]所作：所引起。

[4]欠：指打哈欠。

[5]伸：指身体稍稍向上移动而伸展。

【原文】

妇人吐涎沫，医反下之，心下[1]即[2]痞，当先治其吐涎沫，小青龙汤主之。涎沫止，乃[3]治痞，泻心汤主之。

小青龙汤方见肺痈中。

泻心汤方见惊悸中。

【注释】

[1]心下：指胃脘。

[2]即：旋即。

[3]乃：然后。

【原文】

妇人之病，因虚、积冷结气[1]，为诸经水断绝，至有历年[2]血寒，积结胞门，寒伤经络。凝坚在上，呕吐涎唾，久成肺痈，形体损分[3]；在中盘结[4]，绕脐寒疝[5]，或两胁疼痛，与脏相连；或结热中，痛在关元。脉数无疮，肌若鱼鳞[6]，时着[7]男子，非止[8]女身。在下未多[9]，经候[10]不匀。冷阴掣痛，少腹恶寒，或引腰脊下[11]，根[12]气街[13]气冲急痛，膝胫疼烦[14]，奄忽[15]眩冒，状如厥癫[16]，或有忧惨[17]，悲伤多嗔[18]，此皆带下[19]，非有鬼神，久则羸瘦，脉虚多寒。三十六病[20]，千变万端；审脉阴阳虚实紧弦；行其针药，治危得安。其虽同病，脉各异源。子当辩记，勿谓不然。

【注释】

[1]结气：指气机郁结。

［2］历年：指多年。

［3］损分：即损伤。

［4］盘结：指邪气相互搏结。

［5］寒疝：指脘腹剧烈疼痛。

［6］肌若鱼鳞：指皮肤粗糙。

［7］着：侵袭。

［8］止：局限于。

［9］在下未多：指月经量比较少。

［10］经候：即月经周期。

［11］下：在这里代指月经病。

［12］根：连及。

［13］气街：指气街穴周围。

［14］烦：烦扰不宁。

［15］奄忽：突然。

［16］癫：指精神抑郁，情绪低落。

［17］忧惨：指忧伤、凄惨的样子。

［18］嗔（chēn 抻）：即怒。

［19］带下：指带脉以下的病证。

［20］三十六病：女子病，有在气在血，在气者，有五劳、
六极、七伤；在血者，有五劳、六极、七伤，合而言之，有
三十六种病。

【原文】

问曰：妇人年五十，所[1]病下利，数十日不止，暮即发热，
少腹里急，腹满，手掌烦热，唇口干燥，何也？

师曰：此病属带下，何以故？曾经半产[2]，瘀血在少腹，不

去。何以知之？其证唇口干燥，故知之。当以温经汤主之。

温经汤方

吴茱萸三两　当归二两　芎䓖二两　芍药二两　人参二两　桂枝二两　阿胶二两　生姜二两　牡丹皮二两，去心　甘草二两　半夏半升　麦门冬一升，去心

上十二味，以水一斗，煮取三升，分温三服。亦主妇人少腹寒，久不受胎，兼取崩中去血，或月水来过多，及至期不来。

【注释】

[1] 所：左右。

[2] 半产：指流产。

【原文】

带下，经水不利，少腹满痛[1]，经一月再见者[2]，土瓜根散主之。

土瓜根散方阴㿗[3]肿亦主之。

土瓜根　芍药　桂枝　䗪虫各三两

上四味，杵为散，酒服方寸匕，日三服。

【注释】

[1] 满痛：胀满疼痛。

[2] 经一月再见者：指一月行经两次。

[3] 阴㿗（tuí 颓）：见《备急千金要方》卷二十四。肠㿗、气㿗、水㿗、卵胀之总称。《圣济总录》称阴疝。

【原文】

寸口脉弦而大，弦则为减，大则为芤，减则为寒，芤则为虚，寒虚相搏，此名曰革，妇人则半产漏下，旋覆花汤主之。

旋覆花汤方

旋覆花三两　葱十四茎　新绛[1]少许

上三味，以水三升，煮取一升，顿服之。

妇人陷经[2]，漏下，黑[3]不解[4]，胶姜汤主之。臣亿等校诸本无胶姜汤方，想是前妊娠中胶艾汤。

【注释】

[1] 新绛（jiàng 降）：也称为茜草。味平，入足厥阴肝经。行经脉而通瘀涩，敛血海而止崩漏。

[2] 陷经：指月经来潮不止。

[3] 黑：月经色泽较暗。

[4] 不解：指月经持续不断。

【原文】

妇人少腹满，如敦[1]状，小便微难而不渴，生后[2]者，此为水与血，俱结在血室也，大黄甘遂汤主之。

大黄甘遂汤方

大黄四两　甘遂二两　阿胶二两

上三味，以水三升，煮取一升，顿服之，其血当下。

【注释】

[1] 敦（duì 兑）：古代青铜制食器，盖和器身都作半圆球形。

[2]生后：即产后。

【原文】

妇人经水不利下[1]，抵当汤主之。亦治男子膀胱满急，有瘀血者。

抵当汤方

水蛭三十个，熬　　虻虫三十枚，熬、去翅足　　桃仁二十个，去皮尖　　大黄三两，酒浸

上四味，为末，以水五升，煮取三升，去滓，温服一升。

【注释】

[1]不利下：指闭经或经血量少夹血块。

【原文】

妇人经水闭，不利，脏[1]坚[2]癖[3]不止[4]，中有干血[5]，下白物[6]，矾石丸主之。

矾石丸方

矾石三分，烧　　杏仁一分

上二味，末之，炼蜜和丸枣核大，内脏中，剧者再内之。

【注释】

[1]脏：此处指胞宫。

[2]坚：瘀血凝闭。

[3]癖（pǐ匹）：日久潜匿。

[4]不止：留结不去。

[5]干血：瘀血。

[6]白物：指白带。

【原文】

妇人六十二种风[1]，及腹中血气[2]刺痛，红蓝花酒主之。

红蓝花酒方疑非仲景方。

红蓝花一两

上一味，以酒一大升，煎减半，顿服一半。未止，再服。

妇人腹中诸疾痛，当归芍药散主之。

当归芍药散方见前妊娠中。

妇人腹中痛，小建中汤主之。

小建中汤方见前虚劳中。

【注释】

[1] 六十二种风：六十二种，约略之辞，辨女子病有月经病、带下病、妊娠病、产后病、女子杂病等，并不局限于六十二种；风，风邪。

[2] 血气：指血瘀气郁。

【原文】

问曰：妇人病，饮食如故，烦热不得卧，而反倚息者，何也？

师曰：此名转胞[1]，不得溺[2]也，以胞系[3]了戾[4]，故致此病。但利小便则愈，宜肾气丸主之。

肾气丸方

干地黄八两　薯蓣四两　山茱萸四两　泽泻三两　茯苓三两　牡丹皮三两　桂枝一两　附子一两，炮

上八味，末之，炼蜜和丸梧子大，酒下十五丸，加至二十五

丸，日再服。

蛇床子散方　温阴中坐药[5]。

蛇床子仁

上一味，末之，以白粉少许，和令相得，如枣大，绵裹内之，自然温。

【注释】

[1]转胞（zhuǎn bāo）：病名，指妊娠小便不通。即孕妇因胎压迫膀胱，出现下腹胀而微痛，小便不通的一种病证。

[2]溺：指小便。

[3]胞系：指输尿管、膀胱、尿道等排尿系统。

[4]了戾（le lì）：萦回盘曲貌。

[5]坐药：指用药制成丸剂或锭剂、片剂，或纱布包裹药末，塞入阴道或肛门内。

【原文】

少阴脉滑而数者，阴中[1]即生疮，阴中蚀[2]疮烂者，狼牙汤洗之。

狼牙汤方

狼牙三两

上一味，以水四升，煮取半升，以绵缠箸如茧，浸汤沥阴中，日四遍。

【注释】

[1]阴中：阴道。

[2]蚀：腐蚀溃烂。

【原文】

胃气下泄，阴吹[1]而正喧[2]，此谷气之实也，膏发煎导之。

膏发煎方见黄疸中。

小儿疳虫蚀齿方疑非仲景方。

雄黄　葶苈

上二味，末之，取腊日猪脂镕，以槐枝绵裹头四五枚，点药烙之。

【注释】

[1]阴吹：指阴道排气，并带声响的一种病证。

[2]正喧：指声音响亮。

杂疗方第二十三

论一首　证一条　方二十三首

本篇论述一些杂疗方。

【原文】

退五脏虚热，四时加减柴胡饮子方。

冬三月加柴胡八分　白术八分　陈皮五分　大腹槟榔四枚，并皮子用　生姜五分　桔梗七分

春三月加枳实，减白术。共六味

夏三月加生姜三分　枳实五分　甘草三分。共八味

秋三月加陈皮三分。共六味

上各㕮咀，分为三贴，一贴以水三升，煮取二升，分温三服。如人行四五里，进一服。如四体壅[1]，添甘草少许，每贴分作三小贴，每小贴，以水一升，煮取七合，温服。再合滓为一服，重煮，都成四服。疑非仲景方。

【注释】

[1]四体壅（yōng 拥）：四肢沉滞不舒。

【原文】

长服诃梨勒丸方疑非仲景方。

诃梨勒煨　陈皮　厚朴各三两

上三味，末之，炼蜜丸，如梧子大，酒饮服二十丸，加至

三十丸。

三物备急丸方见《千金》，司空裴秀，为散用。亦可先和成汁，乃倾口中，令从齿间得入，至良验。

大黄—两　　干姜—两　　巴豆—两，去皮心、熬、外研如脂

上药，各须精新，先捣大黄、干姜为末，研巴豆内中，合治一千杵，用为散，蜜和丸亦佳，密器中贮之，莫令歇。

主心腹诸卒暴百病，若中恶客忤[1]，心腹胀满，卒痛如锥刺，气急口禁[2]，停尸[3]卒死者，以缓水，若酒[4]，服大豆许三四丸，或不下，捧头起，灌令下咽，须臾当差。如未差，更与三丸，当腹中鸣，即吐下，便差。若口噤，亦须折齿灌之。

【注释】

[1]客忤：亦作"卒忤"。《诸病源候论·卒忤候》："谓邪客之气，卒犯忤人精神也。此是鬼厉之毒气、中恶之类。人有魂魄衰弱者，则为鬼气所犯忤，喜于道间、门外得之，其状心腹绞痛胀满，气冲心胸，或即闷绝，不复识人，肉色变异。腑脏虚竭者，不即治，乃至于死。"

[2]口禁：即口噤。

[3]停尸：即伏尸。《诸病源候论·伏尸候》："伏尸者，谓其病隐伏在人五脏内，积年不除。未发之时，身体平调，都如无患。若发动，则心腹刺痛，胀满喘急。"

[4]以缓水，若酒：用温水或用酒。若：或者，选择连词。

【原文】

治伤寒，令愈不复，**紫石寒食散**方见《千金翼》。

紫石英　白石英　赤石脂　钟乳碓炼[1]　栝楼根　防风　桔

梗　文蛤　鬼臼各十分　太一余粮十分，烧　干姜　附子炮，去皮　桂枝去皮，各四分

上十三味，杵为散，酒服方寸匕。

救卒死方

薤捣汁，灌鼻中。

又方

雄鸡冠，割取血，管吹内鼻中。

猪脂如鸡子大，苦酒一升，煮沸，灌喉中。

鸡肝及血涂面上，以灰围四旁，立起。

大豆二七粒，以鸡子白，并酒和，尽以吞之。

【注释】

[1] 硾（duì 对）炼：炮制方法。

【原文】

救卒死而壮热者方

矾石半斤，以水一斗半，煮消，以渍脚，令没踝。

救卒死而目闭者方

骑牛临面[1]，捣薤汁灌耳中，吹皂荚末鼻中，立效。

救卒死而张口反折者方

灸手足两爪后十四壮[2]了，饮以五毒诸膏散。有巴豆者。

救卒死而四肢不收，失便者方

马屎一升，水三斗，煮取二斗以洗之。又取牛洞稀粪[3]也，一升，温酒灌口中，灸心下一寸、脐上三寸、脐下四寸，各一百壮，差。

救小儿卒死，而吐利，不知是何病，方

狗屎一丸，绞取汁，以灌之。无湿者，水煮干者，取汁。

【注释】

［1］骑牛临面：骑牛临死者之面，欲使牛口鼻之气以吹嘘之也（牛得坤顺之气）。

［2］壮：次，回。数量词。

［3］稀粪：牛马粪皆能解毒，然马禀乾健之气而属阳，牛禀坤顺之气而属阴，兼取二粪，洗之、灌之，欲以调和阴阳之义也。

【原文】

尸蹷^[1]脉动而无气，气闭不通，故静而死也，治方。_{脉证见上卷。}

菖蒲屑，内鼻两孔中，吹之。今人以桂屑着舌下。

又方

剔取左角发方寸^[2]，烧末，酒和，灌令入喉，立起。救卒死、客忤死，还魂汤主之方。《千金方》云：主卒忤鬼击，飞尸，诸奄忽气绝，无复觉，或已无脉，口噤，拗不开，去齿下汤。汤下口，不下者，分病人发左右，捉搐^[3]肩引之。药下，复增取一升，须臾立苏。

麻黄_{三两，去节。一方：四两}　杏仁_{七十个，去皮尖}　甘草_{一两，炙。《千金》用桂心二两}

上三味，以水八升，煮取三升，去滓，分令咽之。通治诸感忤。

又方

韭根_{一把}　乌梅_{二十枚}　吴茱萸_{半升，炒}

上三味，以水一斗，煮之。以病人栉内中，三沸，栉浮者生，沉者死[4]。煮取三升，去滓，分饮之。

【注释】

[1] 尸蹶：清代程林注："《甲乙经》曰，尸蹶者，死不知人，脉动如故，《伤寒论》曰，尸蹶者，令人不仁，即气闭不通，静而死之谓也。菖蒲内鼻中以通其肺气，桂内舌下以开其心窍，心肺开，则上焦之阳自能开发，尸蹶之疾可愈。"

[2] 剔取左角发方寸：《素问·缪刺论》云："邪客于手足少阴太阴足阳明之络，此五络皆会于耳中，上络左角，五络俱竭，令人身脉皆动，而形无知也，其状若尸，或曰尸厥……以竹管吹其两耳，剃其左角之发，方一寸，燔治，饮以美酒一杯，不能饮者，灌之立已。"仲景亦祖此意也。

[3] 擒（xié 斜）：拉。

[4] 栉（zhì 治）浮者生，沉者死：栉以理发，取疏通阳气之义。病人栉，则病人平日之气血皆附于此。煮栉，浮者生，阳和于上也；沉者死，阴绝于下也。以此预占休咎，诚验。

【原文】

救自缢[1]死，旦至暮，虽已冷，必可治；暮至旦，小难也。恐此当言阴气盛故也。然夏时夜短于昼，又热，犹应可治。又云：心下若微温者，一日以上，犹可治之。方徐徐抱解，不得截绳，上下安被卧之。一人以脚踏其两肩，手少挽其发，常弦弦，勿纵之。一人以手按据胸上，数动之。一人摩捋[2]臂胫，屈伸之。若已僵，但渐渐强屈之，并按其腹。如此一炊顷，气从口出，呼吸眼开，而犹引按莫置，亦勿苦劳之。须臾，可少桂汤，及粥清，含与之，令濡喉，渐渐能咽，及稍止。若向令两人以管吹其两耳，罙[3] 好。此法最善，无不活也。

【注释】

[1] 自缢（yì 益）：上吊自杀。

[2] 捋（lǚ 旅）：用手指顺着抹过去。

[3] 罙（shēn 深）：同"深"。

【原文】

凡中暍死，不可使得冷，得冷便死，疗之方。

屈草带[1]，绕暍人脐，使三两人溺其中，令温。亦可用热泥和屈草，亦可扣瓦碗底按，及车缸[2]以着暍人，取令溺，须得流去。此谓道路穷，卒无汤[3]，当令溺其中，欲使多人溺，取令温。若汤便可与之，不可泥及车缸，恐此物冷。暍既在夏月，得热泥土、暖车缸，亦可用也。

【注释】

[1] 屈草带：将草绳、草鞭之类，屈作圆圈，环绕在中暑人脐部，以受溺，又可使溺流去。

[2] 车缸：一名车辖。夏日推车，车缸亦摩擦而更热。

[3] 此谓道路穷，卒无汤：这是指夏日走路中暑，仓卒在路上没有热水可用。

【原文】

救溺死方

取灶中灰[1]两石余，以埋人，从头至足，水出七孔，即活。

上疗自缢溺暍之法，并出白张仲景为之。其意殊绝，殆非常情所及，本草所能关，实救人之大术矣。伤寒家，数有暍病，非此遇热之暍。见《外台》《肘后》目。

【注释】

[1]灶中灰：灶灰得火土相生之气，以埋人，则外温卫气，而内渗水湿，故能使水出七孔而活。

【原文】

治马坠，及一切筋骨损方见《肘后方》。

大黄一两，切、浸，汤成下　绯帛如手大，烧灰　乱发如鸡子大，烧灰用　久用炊单布一尺，烧灰　败蒲一握、三寸　桃仁四十九个，去皮尖、熬　甘草如中指节，炙、锉

上七味，以童子小便，量多少，煎汤成，内酒一大盏，次下大黄，去滓，分温三服。先锉败蒲席半领，煎汤浴衣被盖覆，斯须通利数行，痛楚立差。利及浴水赤，勿怪，即瘀血[1]也。

【注释】

[1]瘀血：凡坠损筋骨者，皆以瘀血为患。方内俱逐瘀行血之药，服之以行血于内。

禽兽鱼虫禁忌并治第二十四

论辩二首　合九十法　方二十二首

本篇论述禽兽鱼虫的食用禁忌和中毒后的治疗方法。

【原文】

凡饮食滋味，以养于生，食之有妨，反能为害。自非[1]服药炼液[2]，焉能不饮食乎。切见时人，不闲[3]调摄，疾疢竞起；若不因食而生，苟全其生，须知切忌者矣。所食之味，有与病相宜，有与身为害，若得宜则益体，害则成疾，以此致危，例皆难疗。凡煮药饮汁以解毒者，虽云救急，不可热饮，诸毒病，得热更甚，宜冷饮之。

【注释】

［1］自非：假如不是。

［2］服药炼液：指修道炼丹。

［3］闲：通"娴"，娴熟。

【原文】

肝病禁辛，心病禁咸，脾病禁酸，肺病禁苦，肾病禁甘。春不食[1]肝，夏不食心，秋不食肺，冬不食肾，四季不食脾。辩曰：春不食肝者，为肝气王，脾气败，若食肝，则又补肝，脾气败尤甚，不可救。又肝王之时，不可以死气入肝，恐伤魂也[2]。若非王时，即虚，以肝补之佳。余脏准此。

【注释】

〔1〕食：食用。

〔2〕肝王之时……恐伤魂也：清代徐忠可注："若死气入肝之说，甚有妙理，盖一脏当一脏之旺时，生气之所起也，以死肝合之，则死气借旺而复，是死气乘肝伐生生之气，若非旺时，纵有死气，不乘旺，无生气相引，则死气不复也，适足以补之而已，故曰：以肝补之佳。"

【原文】

凡肝脏，自不可轻啖，自死者，弥甚。

凡心，皆为神识所舍，勿食之使人来生复其报对矣。

凡肉及肝，落地不着尘土者，不可食之。

猪肉落水，浮者，不可食。

诸肉及鱼，若狗不食，鸟不啄者，不可食。

诸肉不干，火炙不动，见水自动者，不可食之[1]。

肉中有如朱点者，不可食之。

【注释】

〔1〕诸肉不干……不可食之：肉腐败了，自然不会干燥。无论火烤还是水煮都改变不了腐败的味道的肉，不可食。任应秋认为此处"自动"应为"不动"。

【原文】

六畜肉，热血不断者，不可食之[1]。

父母及身本命肉，食之，令人神魂不安。

食肥肉，及热羹，不得饮冷水。

诸五脏，及鱼，投地尘土不污者，不可食之。

秽饭馁肉[2]臭鱼，食之皆伤人。

自死肉，口闭者，不可食之。

六畜自死，皆疫死，则有毒，不可食之。

兽自死，北首，及伏地者，食之杀人。

食生肉，饱饮乳，变成白虫[3]。一作血蛊。

疫死牛肉，食之令病洞下[4]，亦致坚积，宜利药下之。

脯藏米瓮中，有毒，及经夏食之，发肾病。

【注释】

[1] 不可食之：不忍心吃。

[2] 馁（něi）肉：馁，烂也。《尔雅·释器》云："肉谓之败，鱼谓之馁。"《疏》云："内烂也。"鱼烂自内出外，所以称"馁"。

[3] 食生肉……变成白虫：面所向曰首。北，杀方也，如柏叶感兑之气，则生而西向。兽感杀厉之气，则自死北向。及死不僵仆而伏地者，亦感瘟疫之气使然，故食之杀人。

[4] 洞下：即腹泻。

【原文】

治自死六畜肉，中毒方

黄柏屑[1]，捣服方寸匕。

治食郁肉漏脯，中毒方郁肉，密器盖之，隔宿是也。漏脯，茅屋漏下，沾着者是也。

烧犬屎，酒服方寸匕，每服人乳汁亦良。

饮生韭汁三升，亦得。

治黍米中藏干脯，食之中毒，方

大豆浓煮汁，饮数升，即解。亦治狸肉漏脯等毒。

治食生肉，中毒方

掘地深三尺，取其下土三升，以水五升，煮数沸，澄清汁，饮一升，即愈。

治六畜鸟兽肝，中毒方

水浸豆豉，绞取汁，服数升愈。

【注释】

[1] 黄柏屑：瘟疫多湿热之气，六畜感之而自死。黄柏气味苦寒，寒胜热，苦燥湿，故解其毒。

【原文】

马脚无夜眼[1]者，不可食之。

食酸马肉，不饮酒，则杀人。

马肉不可热食，伤人心。

马鞍下肉，食之杀人。

白马黑头者，不可食之。

白马青蹄者，不可食之。

马肉狆肉共食，饱醉卧，大忌。

驴马肉，合猪肉食之，成霍乱。

【注释】

[1] 夜眼：马足膝上所生无毛之黑点。

【原文】

马肝及毛，不可妄食，中毒害人。

治马肝毒中人，未死方

雄鼠屎^[1]二七粒，末之，水和服，日再服。<small>屎尖者是。</small>

又方

人垢^[2]，取方寸匕，服之佳。

治食马肉，中毒，欲死方

香豉<small>二两</small>　杏仁<small>三两</small>

上二味，蒸一食顷，熟杵之服，日再服。

又方

煮芦根汁，饮之良。

【注释】

[1] 雄鼠屎：马食鼠屎则腹胀，是鼠能制马也。益鼠属子水，马属午火，子午相冲，水能克火，物性相制然也。

[2] 人垢：即头垢。

【原文】

疫死牛，或目赤，或黄，食之大忌。

牛肉共猪肉食之，必作寸白虫。

青牛肠，不可合犬肉食之。

牛肺，从三月至五月，其中有虫如马尾，割去勿食，食则损人。

牛羊猪肉，皆不得以楮木^[1]桑木蒸炙。食之，令人腹内生虫。

啖蛇牛肉，杀人。何以知之？啖蛇者，毛发向后顺者是也。

【注释】

[1] 楮（chǔ 楚）木：即小构树。

【原文】

治啮蛇牛肉，食之欲死方
饮人乳汁[1]一升，立愈。
又方
以泔洗头，饮一升，愈。
牛肚细切，以水一斗，煮取一升，暖饮之，大汗出者愈。
治食牛肉，中毒方
甘草煮汁饮之，即解。

【注释】

[1] 人乳汁：人乳汁甘平，能解独肝牛肉毒。

【原文】

羊肉，其有宿热者，不可食之。
羊肉，不可共生鱼酪食之，害人。
羊蹄甲中，有珠子白者，名羊悬筋，食之令人癫。
白羊黑头，食其脑，作肠痈。
羊肝，共生椒食之，破人五脏。
猪肉共羊肝和食之，令人心闷。
猪肉，以生胡荽同食，烂人脐。
猪脂，不可合梅子食之。
猪肉和葵食之，少气。

鹿肉不可和蒲白作羹，食之发恶疮。

麋脂，及梅李子，若妊妇食之，令子青盲，男子伤精。

獐肉，不可合虾，及生菜梅李果食之，皆病人。

痼疾人，不可食熊肉，令终身不愈。

白犬自死，不出舌者，食之害人。

食狗鼠余，令人发瘘疮。

治食犬肉不消，心下坚，或腹胀，口干大渴，心急发热，妄语如狂，或洞下，方

杏仁一升合皮熟研用

上一味，以沸汤三升和，取汁分三服，利下肉片，大验。

妇人妊娠，不可食兔肉、山羊肉，及鳖鸡鸭，令子无声音。

兔肉不可合白鸡肉食之，令人面发黄。

兔肉着干姜食之，成霍乱。

凡鸟自死，口不闭，翅不合者，不可食之。

诸禽肉，肝青者，食之杀人。

鸡有六翮[1]四距[2]者，不可食之。

乌鸡白首者，不可食之。

鸡不可共葫蒜[3]食之，滞气。一云鸡子。

山鸡不可合鸟兽肉食之。

雉肉久食之，令人瘦。

鸭卵，不可合鳖肉食之。

妇人妊娠，食雀肉，令子淫乱无耻。

雀肉，不可合李子食之。

燕肉勿食，入水为蛟龙所啖。

鸟兽有中毒箭死者，其肉有毒，解之方

大豆煮汁，及盐汁，服之，解。

【注释】

[1] 六翮（hé 合）：六根羽基。

[2] 四距：四只鸡爪。

[3] 葫蒜：即大蒜。

【原文】

鱼头正白如连珠，至脊上，食之杀人。

鱼头中无腮者，不可食之，杀人。

鱼无肠胆者，不可食之，三年阴不起，女子绝生。

鱼头似有角者，不可食之。

鱼目合者，不可食之。

六甲日，勿食鳞甲之物。

鱼不可合鸡肉食之。

鱼不得合鸬鹚[1]肉食之。

【注释】

[1] 鸬（lú 卢）鹚（cí 词）：水鸟名，俗叫"鱼鹰"，羽毛黑色，有绿光，善捕鱼，生活在海滨，用树叶、海藻等筑巢。

【原文】

鲤鱼鲊[1]，不可合小豆藿[2]食之，其子，不可合猪肝食之，害人。

鲤鱼，不可合犬肉食之。

鲫鱼，不可合猴雉肉食之。一云：不可合猪肝食。

鳀鱼[3]合鹿肉生食，令人筋甲缩。

青鱼鲊，不可合生葫荽，及生葵，并麦中食之。

鳣[4]鳝不可合白犬血食之。

龟肉不可合酒果子食之。

鳖目凹陷者，及厌下有王字形者，不可食之。又其肉，不得合鸡鸭子食之。

龟鳖肉，不可合苋菜食之。

虾无须，及腹下通黑，煮之反白者，不可食之。

食脍，饮乳酪，令人腹中生虫，为瘕。

【注释】

[1]鲊（zhǎ 眨）：腌制加工的鱼类食品。

[2]小豆藿：即赤豆叶。

[3]鳀（tí 提）鱼：即鲇鱼。

[4]鳣（qiú 求）：即泥鳅。

【原文】

鲙食之，在心胸间不化，吐复不出，速下除之，久成癥病，治之方。

橘皮一两　大黄二两　朴硝二两

上三味，以水一大升，煮至小升，顿服即消。

食鲙多不消，结为癥病，治之方

马鞭草[1]

上一味，捣汁饮之。或以姜叶汁，饮之一升，亦消。又可服吐药吐之。

食鱼后食毒，两种烦乱，治之方

橘皮[2]浓煎汁，服之即解。

【注释】

[1] 马鞭草：马鞭草苦寒，主癥癖血瘕，破血杀虫。

[2] 橘皮：橘皮辛散而利气，故能解毒。

【原文】

食鲦鲐[1]鱼中毒，方
芦根煮汁，服之即解。
蟹目相向，足班目赤者，不可食之。
食蟹中毒，治之方[2]
紫苏煮汁，饮之三升。紫苏子捣汁饮之，亦良。
又方
冬瓜汁，饮二升。食冬瓜，亦可。
凡蟹未遇霜，多毒。其熟者，乃可食之。
蜘蛛落食中，有毒，勿食之。
凡蜂蝇虫蚁等，多集食上，食之致瘘。

【注释】

[1] 鲦（hóu 侯）鲐（yí 夷）：即河豚。

[2] 食蟹中毒，治之方：紫苏、冬瓜都可以解蟹毒。

果实菜谷禁忌并治第二十五

本篇论述果实菜谷的食用禁忌和生病后的治疗方法。

【原文】

果子生食，生疮。

果子落地经宿，虫蚁食之者，人大忌食之。

生米停留多日，有损处，食之伤人。

桃子多食，令人热，仍不得入水浴，令人病淋沥，寒热病。

杏酪不熟，伤人。

梅多食，坏人齿。

李不可多食，令人胪胀[1]。

林檎[2]不可多食，令人百脉弱。

【注释】

[1]胪（lú 卢）胀：胪，即腹。胪胀，即腹胀。

[2]林檎（qín 禽）：中药名。为蔷薇科苹果属植物花红的果实。

【原文】

橘柚多食，令人口爽，不知五味。

梨不可多食，令人寒中。金疮[1]产妇，亦不宜食。

樱桃、杏，多食，伤筋骨。

安石榴[2]，不可多食，损人肺。

胡桃不可多食，令人动痰饮。

生枣多食，令人热渴气胀。寒热羸瘦者，弥不可食，伤人。

【注释】

［1］金疮：指刀箭等金属器械造成的伤口。

［2］安石榴：《博物志》云："汉张骞出使西域，得涂林安石国榴种以归，故名安石榴。"

【原文】

食诸果中毒治之方

猪骨_{烧灰}

上一味，末之，水服方寸匕。

亦治马肝漏脯等毒。

木耳赤色，及仰生者，勿食。

菌仰卷，及赤色者，不可食。

食诸菌中毒，闷乱欲死，治之方[1]

人粪汁，饮一升。土浆，饮一二升。大豆浓煮汁，饮之。

服诸吐利药，并解。

【注释】

［1］食诸菌中毒……治之方：闷乱欲死，毒气在胃也。人粪、土浆、大豆俱解其毒，服吐利药并解，使毒气上下分消也。

【原文】

食枫柱菌而哭不止，治之以前方。

误食野芋，烦毒欲死，治之以前方。其野芋根，山东人名魁芋。人种芋，三年不收，亦成野芋，并杀人。

蜀椒闭口者[1]，有毒。误食之，戟[2]人咽喉，气病欲绝，或吐下白沫，身体痹冷，急治之方。

肉桂煎汁饮之。饮冷水一二升，或食蒜，或饮地浆，或浓煮豉汁饮之，并解。

【注释】

[1] 蜀椒闭口者：蜀椒气味辛热，有毒闭口者，其毒更包藏不散。桂与蒜皆大辛大热之物，能通血脉，辟邪去秽，以热攻热，从治之义也。冷水以清凉解之。地浆得土，以万物本乎土，亦莫不复归于土，见土，则毒已化矣。饮豉汁，以吐去其毒。

[2] 戟（jǐ 几）：动词。刺激。

【原文】

正月勿食生葱，令人面生游风。

二月勿食蓼[1]，伤人肾。

三月勿食小蒜，伤人志性。

四月八月，勿食胡荽，伤人神。

五月勿食韭，令人乏气力。

五月五日，勿食一切生菜，发百病。

六月七月，勿食茱萸，伤神气。

八月九月，勿食姜，伤人神。

十月勿食椒，损人心，伤心脉。

十一月十二月，勿食薤，令人多涕唾。

四季勿食生葵，令人饮食不化，发百病。非但食中，药中皆不可用，深宜慎之。

【注释】

[1] 蓼（liǎo 了）:《说文》云:"辛菜，蔷虞也。"叶味辛香，古人用以调料。

【原文】

时病差未健，食生菜，手足必肿。

夜食生菜，不利人。

十月勿食被霜生菜，令人面无光，目涩，心痛腰疼，或发心疟。疟发时，手足十指爪皆青，困委。

葱韭初生芽者，食之伤人心气。

饮白酒，食生韭，令人病增。

生葱不可共蜜食之，杀人。独颗蒜，弥忌。

枣合生葱食之，令人病。

生葱和雄鸡雉、白犬肉食之，令人七窍经年流血。

食糖蜜后四日内，食生葱蒜，令人心痛。

夜食诸姜蒜葱等，伤人心。

芜菁根[1]，多食令人气胀。

薤不可共牛肉作羹食之，成瘕病。韭亦然。

莼[2]多病，动痔疾。

野苣[3]不可同蜜食之，作内痔。

白苣[4]不可共酪同食，作䘌虫[5]。

【注释】

[1] 芜菁根:《衍义》云:"芜菁，蔓菁也。根过食，动气。"

[2] 莼（chún 纯）:即水葵，又名凫葵。多生同流湖泽中，

叶椭圆形，有长柄浮水面，茎及叶柄有黏液，可以作羹。莼性滑而有毒，动痔病者，毒气注下也。

［3］野苣：野苣即苦菜。一名苦草。

［4］白苣：《本草纲目》卷二十七：（白苣）处处有之，似莴苣而叶色白，折之有白汁，正二月下种，四月开黄花如苦荬，结子亦同。

［5］蟨（nì 逆）虫：小虫。此指虫食病。

【原文】

黄瓜食之，发热病。

葵心不可食，伤人，叶尤冷，黄背赤茎者，勿食之。

胡荽久食之，令人多忘。

病人不可食胡荽，及黄花菜。

芋不可多食，动病。

妊妇食姜，令子余指[1]。

蓼多食，发心痛。

蓼和生鱼食之，令人夺气，阴咳[2]疼痛。

芥菜不可共兔肉食之，成恶邪病。

小蒜多食，伤人心力。

【注释】

［1］余指：手多生一指也。姜形象指，物类相感而然。

［2］阴咳：咳同核，即睾丸。孙思邈曰："阴核痛，亦湿热致病耳。"

【原文】

食躁式躁方

豉[1]浓煮汁饮之。

钩吻[2]与芹菜相似，误食之，杀人，解之方《肘后》云：与茱萸、食芹相似。

荠苨[3]八两

上一味，水六升，煮取二升，分温二服。钩吻生地仿屋草，其茎有毛者，以此别之。

菜中有水莨菪，叶圆而光，有毒。误食之，令人狂乱，状如中风，或吐血，治之方。

甘草煮汁，服之，即解。

春秋二时，龙带精入芹菜中，人偶食之为病发时，手青腹满，痛不可忍，名蛟龙病。治之方。

硬糖二三升

上一味，日两度，服之，吐出如蜥蜴三五枚，差。

【注释】

［1］豉：豉苦而能吐，毒随其吐解也。

［2］钩吻：即毛茛。

［3］荠苨（nǐ 拟）：桔梗科植物荠苨的根。

【原文】

食苦瓠[1]，中毒，治之方

黍穰[2]煮汁，数服之，解。

扁豆，寒热者不可食之。

久食小豆，令人枯燥。

食大豆等，忌啖[3]猪肉。

大麦久食，令人作疥[4]。

白黍米，不可同饴蜜食，亦不可合葵食之。

荞麦面，多食令人发落。

【注释】

[1]苦瓠（hù户）：苦葫芦。

[2]穰（ráng瓤）：稻、麦、黍等脱粒后的茎秆。

[3]啖（dàn蛋）：吃。

[4]疥（jiè介）：疥疮，简称疥，是一种传染性皮肤病，以瘙痒为主。

【原文】

盐多食，伤人肺。

食冷物，冰人齿。

食热物，勿饮冷水。

饮酒食生苍耳，令人心痛。

夏月大醉汗流，不得冷水洗着身，及使扇，即成病。

饮酒，大忌灸腹背，令人肠结。

醉后勿饱食，发寒热。

饮酒食猪肉，卧秫[1]稻穰中，则发黄。

食饴，多饮酒，大忌。

凡水及酒，照见人影动者，不可饮之。

【注释】

[1] 秫（shú 熟）：黏高粱，泛指高粱。

【原文】

醋合酪食之，令人血瘕。

食白米粥，勿食生苍耳，成走疰。

食甜粥已，食盐即吐。

犀角筋搅饮食，沫出及浇地坟起者，食之杀人[1]。

饮食中毒，烦满治之方

苦参三两　苦酒一升半

上二味，煮三沸，三上三下，服之，吐食出，即差。或以水煮亦得。

又方

犀角汤亦佳。

【注释】

[1] 犀角筋搅饮食……食之杀人：犀角筋，即犀牛角做的筷子。坟起，即高起，《抱朴子》云："犀食百草之毒及众木之棘，故知饮食之毒。其角解毒，以之为箸，搅饮食，沫出，及以饮食浇地坟起者，皆有毒也。"

【原文】

贪食食多不消，心腹坚满痛，治之方

盐一升　水三升

上二味，煮令盐消，分三服，当吐出食，便差。

矾石，生入腹，破人心肝。亦禁水[1]。

商陆，以水服，杀人。

葶苈子，傅[2]头疮，药成入脑，杀人。

水银入人耳，及六畜等，皆死。以金银着耳边，水银则吐。

苦楝无子者，杀人。

凡诸毒，多是假毒，以投元知时，宜煮甘草荠苊汁饮之，通除诸毒药。

【注释】

[1]禁水：此指禁止服用矾水。生矾酸涩不堪，故破人心肝。然矾得水则化，物性相畏，故亦禁水。

[2]傅：涂也。谓涂药头疮。

音释

疮古巧切

罙莫兮切深入也